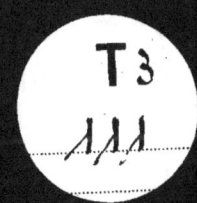

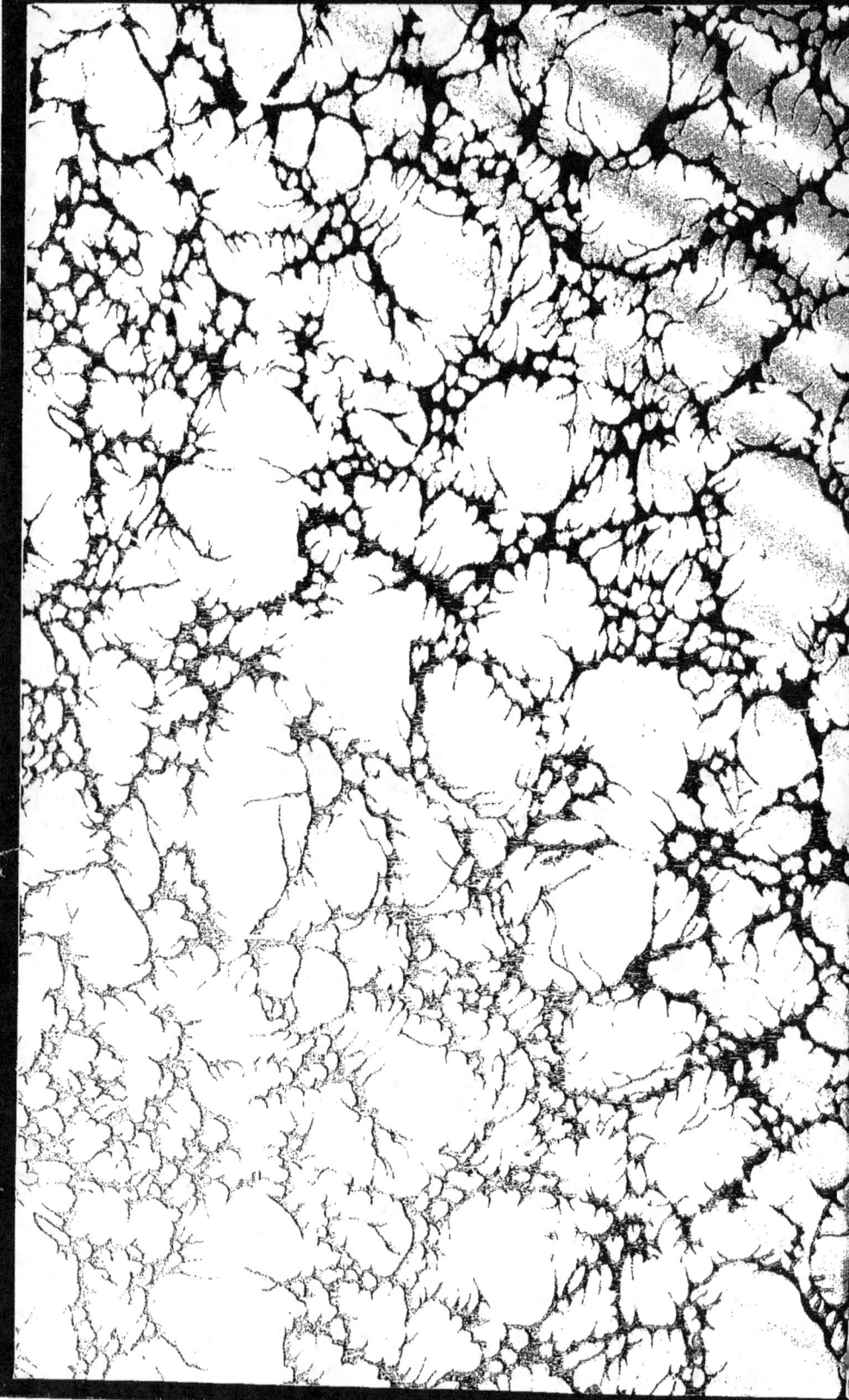

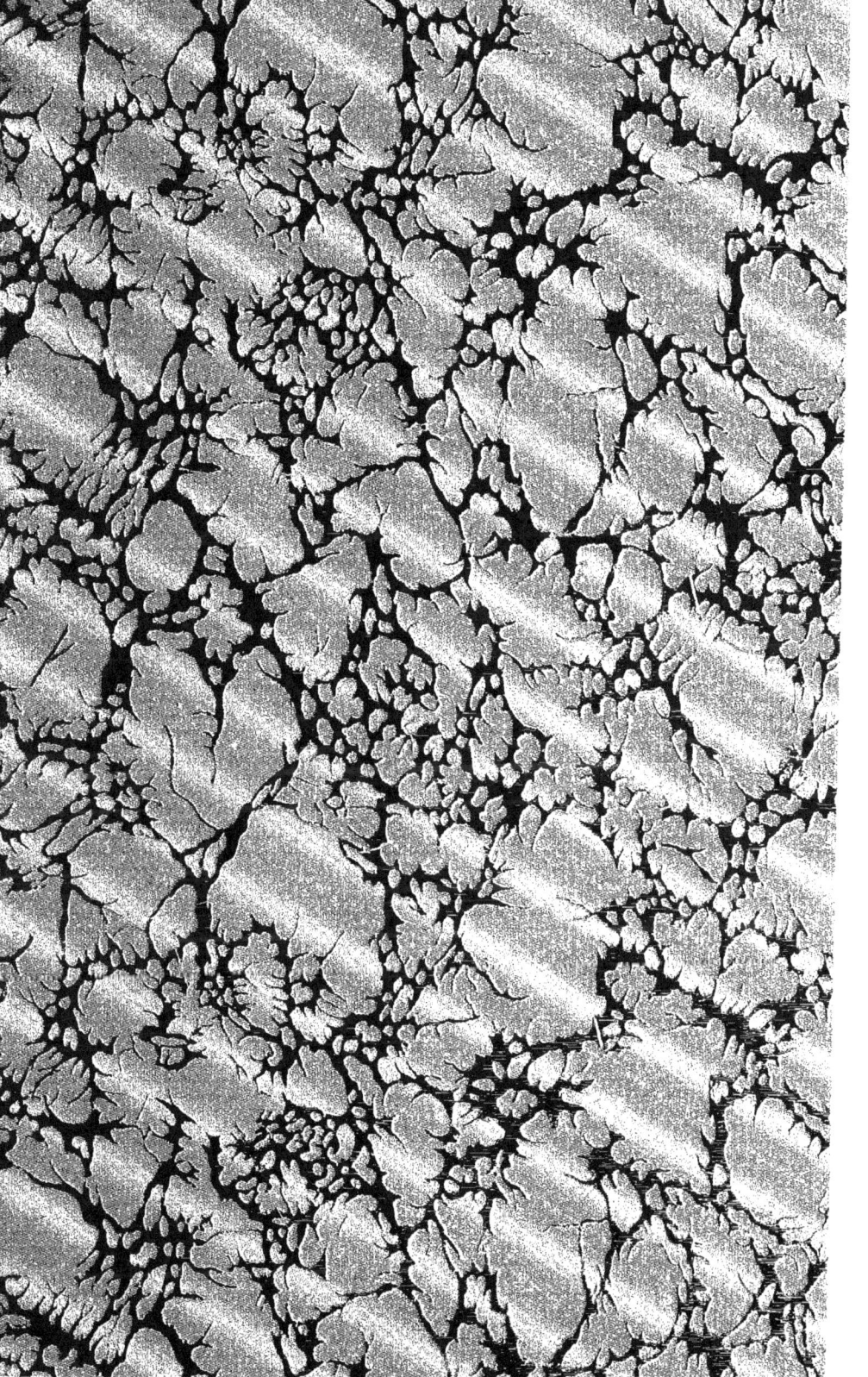

APERÇU

SUR

L'HISTOIRE DE LA MÉDECINE

AU JAPON

PAR

LE Dr LÉON ARDOUIN

MÉDECIN DE 1re CLASSE DE LA MARINE

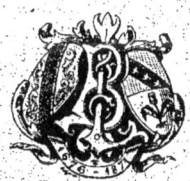

PARIS

BERGER-LEVRAULT ET Cie

Éditeurs de la Revue maritime et coloniale et de l'Annuaire de la Marine

5, RUE DES BEAUX-ARTS, 5

MÊME MAISON A NANCY

1884

APERÇU

SUR

L'HISTOIRE DE LA MÉDECINE

AU JAPON

PAR

LE D' LÉON ARDOUIN

MÉDECIN DE 1ʳᵉ CLASSE DE LA MARINE

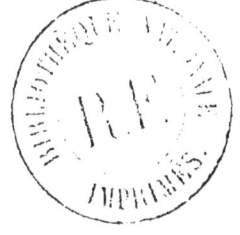

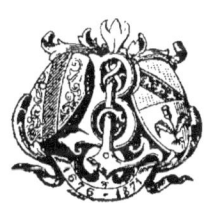

PARIS

BERGER-LEVRAULT ET Cⁱᵉ

Éditeurs de la Revue maritime et coloniale et de l'Annuaire de la Marine

5, RUE DES BEAUX-ARTS, 5

MÊME MAISON A NANCY

——

1884

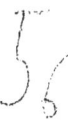

(Extrait de la *Revue maritime et coloniale.*)

APERÇU

SUR

L'HISTOIRE DE LA MÉDECINE AU JAPON

Si le Japon de nos jours est un pays étrange, n'ayant de ressemblance avec aucun autre pays connu, mais possédant un cachet spécial qu'il doit à la nature pittoresque et riante de son sol, à la disposition savamment artistique des temples, tchayas, toris, demeures princières ou humbles cabanes, toujours ombragés de beaux arbres verts et posés dans un paysage, plutôt gracieux que grandiose, de façon à produire un effet agréable; si le Japon a séduit tous ceux qui ont eu le bonheur de le voir, et s'il compte autant d'admirateurs que de visiteurs, que ne devait-il pas être lorsque, dans ce cadre si original, se mouvait une population de puissants daïmios richement habillés, et de fiers samouraïs toujours armés de leurs terribles sabres, revêtus de leurs brillantes armures, décorées d'ornements héraldiques, et faisant flotter dans les airs les drapeaux de leurs seigneurs et maîtres?

Toute cette fantasmagorie chevaleresque a disparu; les hommes du peuple, il est vrai, ont conservé le costume national, mais la haute classe de la société a revêtu la redingote et même l'habit noir, et se coiffe du simple feutre ou du chapeau à haute forme, à la mode d'il y a vingt ans. Les femmes, au contraire, ont conservé leur costume traditionnel, et elles ont bien fait. Un grand vêtement, ayant la forme d'une robe de chambre, une ceinture appelée obi, des chaussures en bois, sorte de petites échasses que l'on nomme guettas, voilà tout leur attirail, mais les étoffes sont de couleurs si variées, si voyantes, leur obi a une telle ampleur, elles marchent si drôlement, en sautillant sur leurs guettas, l'édifice de leur chevelure d'un noir de jais est si curieusement travaillé, que l'ensemble de la petite personne est gentil ; et puis, elles rient tant et de si bon cœur que les voyageurs, les célibataires seuls, je pense, m'ont paru en raffoler.

J'ai vu à la cour de Yedo quelques Japonaises habillées à l'européenne, cela leur allait aussi mal que la redingote et le chapeau à haute forme à leurs maris. C'est une chose que je ne comprendrai jamais que ce changement brusque, radical, cette volte-face complète qui s'est produite du jour au lendemain dans les idées et les coutumes de ce peuple bizarre. Attaché, comme nous le verrons, à des idées de routine et d'exclusivisme absolu, vivant systématiquement en dehors du reste du monde, il a suffi d'un coup de canon qui permit aux Européens de poser le pied sur cette terre qui s'était mise en interdit, pour que tout se transformât à vue d'œil, et, comme dans une féerie, la scène a changé subitement et le Japon nouveau a apparu. L'empereur, personnage presque divin, invisible pour ses propres sujets, rayonnant d'une majesté olympique, est devenu un simple mortel qui circule par les rues, qui passe des revues où il voit défiler ses soldats équipés à l'européenne, qui discute avec ses ministres, qui promet des chambres de députés et qui finira peut-être un jour par être président d'une république qu'il aura édifiée lui-même. Pourquoi, en effet, ne pousserait-il pas le progrès jusqu'à ses dernières limites, ce serait le couronnement de son œuvre !

M. Boissonade, professeur de droit à la Faculté de Paris, fait une version japonaise du Code Napoléon, et ne prendra pas pour épigraphe : *Quid vanæ proficiunt leges sine moribus ?* L'Université de Tokio donne l'enseignement européen, et des professeurs allemands forment là-bas des physiologistes expérimentateurs et des médecins qui recherchent le microbe.

Je le répète, tout cela est fort étonnant, et jamais un tel spectacle ne s'était offert à l'observation et à la méditation du philosophe.

Pour ce qui est de la médecine, qui a joué un grand rôle dans l'initiation du peuple japonais à la civilisation européenne, je veux montrer ce qu'elle était dans l'ancien Japon, et ce qu'elle est aujourd'hui. M'appuyant sur l'autorité de Kæmpfer, je donnerai un aperçu rapide de l'arrivée des premiers Européens dans l'empire du soleil levant, de l'établissement des Hollandais, des progrès rapides du catholicisme et de sa chute, de l'état social stationnaire dans lequel se maintint le Japon pendant plus de 200 ans ; puis, je parlerai de l'ouverture du pays aux étrangers et des résultats remarquables que cet événement entraîna.

Marco Polo, qui a passé pendant longtemps pour un écrivain fantaisiste, mais dont les récits ont été reconnus enfin dignes de foi et marqués au coin d'une exactitude scrupuleuse, est le premier auteur occidental qui ait fait mention du Japon sous le nom de Zipangri. Koubilaï-Khan, fondateur de la dynastie chinoise Youen, ayant eu connaissance des richesses immenses du Japon, où l'on voyait des temples aux toitures étincelantes d'or, résolut d'y envoyer une expédition formidable ; elle se composait de 4,000 jonques montées par 240,000 hommes. Ceci se passait vers 1280, époque éloignée et bien différente de la nôtre, car l'empereur chinois ne songeait pas le moins du monde à civiliser le pays et à faire de la propagande religieuse ; il n'avait donné d'autre ordre à ses deux généraux, que celui-ci : Rapportez le plus d'or possible !

Un typhon détruisit complètement cette flotte et le Japon fut sauvé. L'empereur Ou-da Ier ne manqua pas d'attribuer à la protection particulière des Kamis du pays la perte d'un si grand nombre d'ennemis, et les annales japonaises rapportent ce fait en lui donnant toutes les apparences d'un prodige.

Le livre de Marco Polo fut publié en latin pour la première fois en 1298, puis traduit en italien, mais il devint bientôt très rare. Heureusement l'invention de l'imprimerie, en 1450, remit au jour l'ouvrage de l'illustre voyageur. Christophe Colomb partit à la recherche de ce pays si riche, et il y fût arrivé si l'Amérique ne s'était mise en travers. C'est ainsi que tout s'enchaîne, qu'une découverte en fait naître une autre, et que la fortune des anciens ou le hasard moderne ne se donne la peine de guider que ceux qui se mettent résolûment en route.

Le XVIe siècle vient de sonner : nous sommes à l'époque des grands voyages de découvertes des Espagnols et des Portugais : les premiers possèdent Manille, les seconds sont établis à Macao. Le Japon ne pouvait échapper longtemps à l'avidité de ces hardis navigateurs, hardis jusqu'à la témérité, si l'on songe à la petitesse de leurs navires, à l'imperfection ou au manque des cartes marines, à la difficulté de se pourvoir de vivres capables de se conserver, et surtout d'eau potable : celle-ci renfermée dans des tonneaux n'était buvable qu'après avoir subi ce que l'on appelait les trois maladies de l'eau, ce qui veut dire trois pourritures successives. *Illi robur et æs triplex* s'applique bien mieux au marin de cette époque qu'à celui du temps d'Horace ; je ne parlerai pas de la marine actuelle : un voyage en Chine n'est plus qu'un voyage d'agrément.

En 1542, un navire portugais chargé de cuirs qui allait de Siam à la Chine eut à subir une tempête terrible qui, le jetant loin en dehors de sa route, l'entraîna jusque sur les côtes du Japon où il aborda dans le Sud de l'île Kiou-Siou. Les naufragés furent bien traités ; on leur donna liberté entière de circuler dans le pays et ils purent se rendre compte des ressources toutes nouvelles que présentait ce débouché commercial encore inconnu. Dès lors, les Portugais y envoyèrent tous les ans un vaisseau chargé de marchandises qui se vendaient littéralement au poids de l'or.

En 1549, François Xavier quitte Macao, accompagné de quelques jésuites, et arrive au Japon dans le but de faire de la propagande chrétienne. Il va se présenter au daïmio de Satsouma et lui expose ses intentions. Le seigneur japonais, en apprenant qu'il venait pour prêcher une nouvelle religion, lui répondit qu'il n'y voyait aucun inconvénient ; il y en avait déjà au moins trois vivant parallèlement et en bonne intelligence : celles des Kamis, de Bouddha et de Confucius ; il y en aura une quatrième, celle de Jésus, la chose paraît de minime importance. Comment du reste se défier d'un Dieu qui est appelé par ses adorateurs le Bon Dieu, d'un Dieu dont un apôtre a donné cette définition : Dieu est amour, d'un Dieu enfin qui commande d'aimer son semblable comme soi-même, et qui, lui, a aimé l'homme jusqu'à lui sacrifier sa vie ? Les jésuites se mirent à l'œuvre ; la doctrine séduisit, et le nombre des prosélytes augmenta rapidement. Jamais la bonne semence n'avait trouvé un terrain si propice, les jésuites étaient émerveillés ; d'autre part, le commerce était fort avantageux, et le Japon était une terre bénie pour cette nation fanatique et cupide qui y apportait ses jésuites et remportait des tonneaux d'or.

Les princes de Bungo, d'Arima et d'Omura furent convertis au catholicisme, et en 1582 une ambassade japonaise se rendit à Rome pour présenter au pape Grégoire XIII les hommages de ses nouveaux enfants. Le pape les accueillit à bras ouverts : les jésuites triomphaient ; ils obtinrent une bulle datée du 28 janvier 1585 qui fut confirmée en 1597 par Clément VIII, laquelle bulle défendait à tous autres religieux que les jésuites, de prêcher dans le Japon. Mais il arriva ici ce qui se présenta plus tard en Chine : les franciscains espagnols de Manille, jaloux des succès éclatants des jésuites portugais, s'introduisirent bientôt dans le pays sous le couvert d'ambassadeurs du gouverneur de Manille. Au moment où ils arrivèrent, le nombre des chrétiens était déjà très important et la paix publique avait été troublée en plusieurs endroits.

Lorsqu'ils demandèrent au shogoun Hideyossi la permission d'habiter le pays : je vous la donne de tout mon cœur, si vous vous abstenez de prêcher, leur répondit-il. Les franciscains s'inclinèrent, firent un profond salut, mais ne soufflèrent mot. Hideyossi crut qu'ils promettaient d'observer ce qui leur était imposé, mais il n'en était rien ; ils avaient salué simplement et n'avaient rien promis. Pour de simples franciscains, ce n'était pas trop mal ; ils s'apprêtaient à combattre les jésuites avec leurs propres armes !

Les princes japonais convertis étaient déjà des instruments dans les mains des jésuites qui leur avaient soufflé des idées de révolte et d'indépendance ; l'agitation éclatait de toutes parts dans le pays. Comment tolérer des idoles bouddhiques en face de la statue de Jésus ? Les fanatiques brisaient les idoles païennes. Le zèle des prédicateurs était aussi exagéré, et ils combattaient hardiment les vieilles idées du Japon ; beaucoup de conversions se faisaient par force et l'autorité centrale commençait à s'émouvoir de cet état de choses.

Si les démons venaient habiter notre pays, disait Hideyossi à un missionnaire, pourvu qu'ils respectassent nos lois, ils y seraient les bienvenus. Mais vous, qui avez la bouche pleine de paroles doucereuses, vous épuisez notre patience par des tracasseries sans fin.

Un premier décret de proscription, puis un second en 1597 furent lancés contre les chrétiens ; mais l'autorité ne tint pas la main à ce qu'ils fussent appliqués ; ce n'était, en somme, que des avertissements qu'on aurait dû prendre au sérieux.

Cependant les Portugais continuaient à trafiquer ; les Hollandais avaient demandé à être traités sur le même pied que ceux-ci et s'étaient établis à Firando, en 1613 ; les Anglais avaient également fait les mêmes tentatives mais sans succès. Au point de vue commercial, tout allait pour le mieux ; les Japonais étaient exploités comme de vrais sauvages, car ils n'avaient aucune idée du prix des marchandises d'Europe, et Kæmpfer raconte que les Portugais emportaient du Japon des tonnes d'or, plus de cent tonnes d'or dans un seul voyage.

l.'avarice des marchands, l'orgueil des jésuites ne devaient pas tarder à devenir intolérables. Le Japonais n'est pas seulement très fier, il est encore orgueilleux et vindicatif à l'extrême. Il faut savoir aussi qu'au Japon les questions de préséance, d'étiquette, sont d'une importance capitale, que la moindre démarche est réglée d'avance, que dans le nombre et la forme des salutations rien n'est laissé à l'inspiration du moment, qu'il y existe un Code du cérémonial des plus minutieux et des plus sévères. Les jésuites savaient cela, mais ils l'oubliaient trop facilement. Ils se regardaient là-bas comme les princes de l'Église et, confondant le spirituel et le temporel, ils s'égalaient aux princes du Japon. Un jour, un évêque portugais, porté dans une chaise magnifique, rencontre sur le grand chemin un ministre se rendant à la cour. D'après la loi du pays, l'évêque aurait dû faire arrêter ses porteurs, descendre de sa chaise et présenter ses hommages à ce puissant seigneur. Il n'en fit rien ; toisant de haut le ministre, il ordonna de continuer la route et passa près du cortège officiel sans lui donner la moindre marque de respect. C'était un outrage public : le Japonais en conçut une irritation violente et il avertit, sur-le-champ, l'empereur de cette affaire, lui remontrant que les chrétiens seraient bientôt plus puissants qu'eux dans le pays et qu'il fallait exterminer cette secte trop envahissante.

La persécution commença peu après. Elle dura quarante ans et se termina par la prise de la forteresse de Simabara, où les restes de l'armée chrétienne, quarante mille hommes environ, furent massacrés.

Le seigneur dont j'ai parlé ci-dessus, se sentant mourir, avait fait jurer à son fils une haine mortelle contre les chrétiens. Les Portugais furent chassés à tout jamais du Japon en 1639. Ils osèrent, cependant, y envoyer une ambassade un an après, espérant renouer des relations commerciales qui leur avaient été si fructueuses. Cette ambassade, partie de Macao, se composait en tout de 73 personnes, y compris les gens du navire ; elle arriva à Nagasaki en 1640. Le gouverneur de cette ville fit d'abord arrêter tout le monde et demanda des ordres à l'empereur ; celui-ci ordonna de décapiter immédiatement les prisonniers, sauf 12 matelots qui devaient reconduire le bateau à Macao et y porter la funeste nouvelle. L'empereur ajoutait que si le roi de Portugal, si le Dieu des chrétiens lui-même mettait le pied sur la terre du Japon, il lui ferait subir le même sort.

61 Portugais s'agenouillèrent, chacun ayant à côté de lui son bour-

reau et, à un signal, les 61 têtes furent abattues. Les 12 matelots furent mis à bord de leur bateau et renvoyés de Nagasaki; ils n'arrivèrent jamais à Macao.

Il ne sera plus désormais question des Portugais au Japon ; les Hollandais, seuls, ont conservé le droit d'y avoir un comptoir. Il est intéressant de voir de quelle façon habile ils s'y prirent pour s'assurer un tel privilège et quelles conditions leur étaient faites.

La Hollande était, au commencement du XVII° siècle, une puissance maritime très forte, dont les colonies étaient nombreuses et florissantes ; la célèbre Compagnie des Indes hollandaises, qui avait son siège principal à Batavia, surveillait les agissements des Portugais et, après s'être convaincue qu'on pouvait faire de grands profits au Japon, elle y envoya une ambassade pour demander l'autorisation de s'y établir, en vue du commerce.

Des lettres impériales lui accordèrent ce privilège et, en 1613, la Compagnie établit son comptoir à Firando.

Le Hollandais a un tempérament calme, réfléchi ; il est âpre au gain et ne compromet pas ses affaires par des élans inconsidérés de passion généreuse ; son idéal est de faire fortune.

Il s'aperçut bien vite que les Portugais faisaient fausse route, aussi prit-il, dès le début, une attitude absolument différente. La Compagnie donna au directeur du commerce au Japon des instructions très nettes, d'après lesquelles il lui était strictement défendu de s'occuper de religion et recommandé, au contraire, de faire tout pour être, ou du moins paraître entièrement dévoué à l'empereur. Cette politique fut toujours ponctuellement observée et quelles qu'aient été l'arrogance des Japonais, leurs exigences et même leur mauvaise foi, à quelques dures épreuves qu'ils aient soumis ces commerçants opiniâtres, ceux-ci souffraient tout et leur patience finit par lasser la défiance la plus ombrageuse.

Je ne citerai que les deux traits suivants, ils suffiront pour montrer que les Hollandais ne reculaient devant rien pour mériter les bonnes grâces de l'empereur. En 1638, les chrétiens japonais, traqués de tous côtés, s'étaient réunis au nombre de 30,000 à 40,000 dans une forteresse au voisinage de Simabara ; ils étaient résolus à s'y défendre jusqu'à la mort. L'empereur du Japon pria le directeur du comptoir de la Compagnie des Indes, M. Kockebecker, de lui prêter le secours de ses canons pour l'aider à venir à bout de ce reste de rebelles. Le directeur monta sur le seul vaisseau qu'avaient, à ce moment-là, les Hollandais sur rade de Firando, vint s'embosser devant Simabara et, tant de son vaisseau que d'une batterie qu'il avait construite à terre et armée de canons hollandais, tira, dans l'espace de quinze jours, 426 coups de canon contre la forteresse, qui finit par être prise. Tout ce qu'on y trouva de chrétiens encore vivants fut massacré : ce fut le coup de grâce pour le catholicisme. La conduite des Hollandais fut jugée comme elle le méritait, par les Japonais eux-mêmes, qui consentirent à les garder chez eux, mais qui, trop souvent, ne cachèrent pas assez le mépris qu'ils leur inspiraient.

A Firando, les Hollandais vivaient dans une liberté relative; ils étaient dans une petite île dont le gouverneur leur était assez favorable et leur installation était très confortable. Ils avaient élevé un grand magasin en pierre, véritable édifice, sur le fronton duquel se lisait l'inscription : « Construit en l'an 1613 de Notre-Seigneur Jésus-Christ. » Cette construction porta ombrage à l'empereur ; elle ressemblait plus à un château-fort qu'à la boutique d'un marchand et, prétextant que le nom de Jésus-Christ était inscrit sur la façade, il ordonna aux Hollandais de raser tout ce qu'ils avaient édifié à Firando et de venir s'établir sur l'île de Désima, où la surveillance serait plus facile. L'ordre fut exécuté de très bonne grâce, en apparence du moins, et, en 1641, le comptoir de la Compagnie s'installa à Désima, où il est toujours resté depuis.

..... *Quid non mortalia pectora cogis,*
Auri sacra fames !

Il était chèrement acheté cet or. Il est impossible de lire, sans éprouver un sentiment de honte mêlée de colère, le récit des vexations incessantes, des humiliations que subissaient les prisonniers de Désima.

Mais qu'était-ce que Désima? Son nom l'indique ; il signifie : île située devant la ville. Cette île, qui a 200 mètres de long sur 80 mètres de large, a été élevée, par les Japonais, dans un endroit du fond de la rade, où il y a peu de profondeur et où se trouvent des rochers et du sable sur lesquels on a pu construire une enceinte en pierres de taille. Elle a été occupée d'abord par les Portugais, elle le fut ensuite par les Hollandais durant l'espace de plus de 200 ans. Une rue traverse l'île dans sa longueur et est bordée de petites maisons en bois de sapin; ces maisons sont à un étage, le rez-de-chaussée sert de magasin et le premier de logement; tout cela était mesquin et incommode; plus tard, la Compagnie fut autorisée à faire construire un grand magasin de vente et un entrepôt, à l'abri de l'incendie, analogue à ceux qu'on appelle aujourd'hui, au Japon, des godowns. Il y avait, en outre, trois corps de garde et des logements pour les interprètes. Cette île ne communiquait avec la ville que par un seul pont, au bout duquel se trouvait un poste nombreux de soldats. Des poteaux élevés, plantés dans la mer, tout autour de l'île, portaient des écriteaux défendant aux habitants de s'approcher et leur interdisant toute relation avec les étrangers. Les Hollandais ne pouvaient parler qu'aux interprètes du Gouvernement; ceux-ci étaient les intermédiaires obligés dans toutes les affaires politiques ou commerciales. Ils formaient un corps spécial, très surveillé par la police japonaise et prêtaient, tous les ans, un serment qu'ils scellaient de leur sang, s'engageant à n'avoir aucune relation avec les Hollandais en dehors de leur service. En réalité, ces interprètes étaient des espions qui molestaient et volaient le plus possible ceux dont ils entendaient, tant bien que mal, le langage.

Quand un navire de la Compagnie arrivait à Nagasaki, les Japonais se rendaient à bord et se faisaient livrer la poudre et les armes qu'ils mettaient en lieu sûr; ils passaient la revue de l'équipage et prenaient le signalement de chaque individu; ils faisaient l'inventaire de la cargaison et allaient même jusqu'à fixer le prix de vente des marchandises. Les Hollandais, avant d'entrer au port, cachaient dans un vieux tonneau leurs livres de prières, leur argent, parce qu'il aurait pu se trouver une croix dessus, et tout ce qui, de près ou de loin, pouvait rappeler l'idée de la religion chrétienne. Quand on leur demandait s'ils étaient chrétiens, ils répondaient : « Nous sommes Hollandais », et ils tonnaient si fort contre le Pape et les papistes que la religion ne gêna jamais leur négoce.

J'ai dit que les Japonais sont vindicatifs, en voici une nouvelle preuve : en 1673, un navire anglais arrive à Nagasaki et veut y faire du commerce, arguant de ce que la nation anglaise n'était pas catholique. Le gouverneur de Nagasaki demanda des ordres à l'empereur, qui répondit qu'il fallait chasser les Anglais et ne leur permettre aucune communication avec la terre, parce que le roi d'Angleterre s'était marié avec la fille de son ennemi, le roi de Portugal. Ceci montre également que l'empereur du Japon, tout en tenant éloignés les étrangers, ne négligeait aucune occasion de s'informer de tout ce qui pouvait se passer à l'extérieur. Un Anglais, le capitaine Saris, avait séjourné plusieurs années à la cour de Miako et avait donné des renseignements très circonstanciés sur la situation, la force militaire et les rapports politiques des principales nations de l'Occident.

Ainsi donc, voilà la situation du Japon au milieu du xviiᵉ siècle. En haut, un empereur qui sera divinisé après sa mort, et qui demeure, invisible à tous, dans un palais dont on n'approche pas, demi-dieu pour le moment, qui délègue tous ses pouvoirs à un généralissime, le shogoun, qui gouverne effectivement l'empire. Au-dessous, les daïmios, puissants seigneurs qui ont leur petite armée et ensanglantent souvent le pays de leurs luttes particulières; en bas, le peuple, taillable et corvéable à merci. C'est la féodalité, l'image de ce qu'on a appelé chez nous, grâce à cette figure de rhétorique qu'on nomme l'antiphrase, le bon vieux temps. Du reste, politesse exquise du haut au bas, littérature et arts raffinés, orgueil national extrême, bravoure chevaleresque, haine et mépris pour l'étranger.

Puis, dans une petite île, imperceptible dans cet immense empire, qui compte trente-trois millions d'habitants, répandus sur 3,850 îles grandes et petites, une vingtaine de Hollandais tenus prisonniers, vexés, humiliés, espionnés nuit et jour, mais résistant à tout et se maintenant là quand même, estimant qu'une prison où l'on vous retient avec des chaînes d'or est encore un séjour supportable. Kæmpfer nous apprend qu'en 1637, la Compagnie des Indes emporta du Japon 12,500,000 fr. d'or; mais de son temps (1692) le gain avait bien diminué, et, bon an mal an, on ne faisait plus que 2,500,000 fr. d'affaires.

Laissant de côté toutes ces considérations historiques, nous allons enfin parler de l'état de la médecine au Japon, et de l'influence hollandaise à ce point de vue.

Le peuple japonais n'a pas le génie de l'invention; il a emprunté aux Chinois et aux Coréens autrefois, comme aujourd'hui il emprunte aux Européens. Pour ce qui est de la médecine japonaise, c'est de la Chine qu'elle est venue, mais en passant par la Corée.

On lit dans l'histoire du Japon qu'en l'an 414 de notre ère, l'empereur An-Ko étant tombé malade, fit demander un médecin dans le pays de Zin-na (province de Corée); et qu'en 553, le Pe-tsi (province de Corée) envoya au Japon des médecins, des astrologues, des astronomes, des mathématiciens et d'autres lettrés. L. Metchnikoff, dans le livre remarquable qu'il vient de publier sur l'empire japonais, nous apprend que dans la dixième année du règne de Ten-dzi tennô (668), un lettré coréen, nommé Kicits Siuzi, fut chargé de créer des écoles dans la capitale et les provinces, et que sous Mon-mou (697-707) on fonda des écoles publiques de médecine. Daï-zaï-fou, capitale de l'île Kiousiou, eut ses propres écoles de littérature, de médecine et de pharmacie, et lorsqu'en 750 le célèbre Kibino-Mabi, que l'on regarde comme l'inventeur du Kata-Kana, fut nommé gouverneur de cette île, les études reçurent de lui une vigoureuse impulsion, et il ne dédaignait pas d'enseigner lui-même dans une école qu'il fit construire à côté de son palais. Kibino-Mabi avait été envoyé en Chine par le gouvernement japonais, et il avait séjourné dix-huit ans dans ce pays qui était la source de toute science pour les contrées de l'extrême Orient.

En 759, l'empereur Ziun-zin monta sur le trône; ce fut un protecteur éclairé des arts et des sciences et, pour encourager le développement des études, il voulut assurer des privilèges aux jeunes gens qui s'y consacraient. En ce qui concerne la médecine, l'empereur s'exprime ainsi dans un de ses décrets : « L'astronomie, l'astrologie, les mathématiques, la médecine et l'acupuncture sont aussi des matières très importantes; ceux qui voudront les apprendre doivent être débarrassés des menus soucis, et avoir leur existence assurée, aussi seront-ils entretenus aux frais de l'État. » Ce décret impérial allouait 30 tsio (environ 75 acres) de terres arables à l'entretien de l'Université et des écoles de la capitale; les écoles spéciales d'astrologie et de médecine reçurent chacune une dotation de 10 tsio.

Vers le commencement du IXe siècle, le nombre des étudiants s'étant considérablement accru, le fonds général des écoles reçut une nouvelle dotation de 102 tsio (250 acres) de rizières. Vakeno-Hiro-yo, qui fut alors ministre de l'instruction publique, y joignit 20 tsio de terres qui lui appartenaient en propre.

Cette époque est celle où les sciences furent cultivées avec le plus d'ardeur; les grands seigneurs suivaient l'exemple qui leur venait de haut et ils tenaient à honneur de fonder et d'entretenir des écoles dans leurs domaines. Yoci-fouçaï, de la famille de Fouzivara, créa un hôpital pour les pauvres de son clan et les Tatsibana, les Arivara, les Cho en firent bientôt autant.

Certaines familles s'étaient adonnées plus particulièrement à telle ou telle branche des sciences, et les enseignaient de père en fils, c'est ainsi que les études médicales devinrent l'apanage héréditaire des Vake et des Tanba. C'était dans les livres chinois qu'était puisée la science officielle, et chaque ambassade japonaise qui se rendait en Chine, avait à sa suite des jeunes gens envoyés aux frais de l'État pour se perfectionner dans leurs études près des savants de l'empire du Milieu.

Les études médicales, dit L. Metchnikoff, étaient rigoureusement spécialisées et toujours empiriques. Pour l'anatomie, on devait se contenter de diagrammes. L'acupuncture, le massage et l'art d'appliquer le moxa étaient considérés comme des branches séparées des autres études médicales. Des femmes étaient admises dans les écoles où l'on enseignait ces branches; les élèves des écoles d'accouchement et de gynécologie étaient exclusivement des filles choisies parmi les servantes de la cour, âgées de 15 à 25 ans; elles vivaient toutes ensemble et isolées du contact des femmes du monde. En général, les écoles de médecine, d'astrologie et d'astronomie étaient seules accessibles au peuple; les études classiques et historiques étaient l'apanage exclusif des nobles et des enfants des fonctionnaires de l'État.

Malheureusement, cette époque florissante ne dura pas, et les guerres civiles qui commencèrent à désoler le Japon arrêtèrent à peu près complètement cet élan si puissamment donné par des souverains intelligents et instruits eux-mêmes.

En 914, la décadence se faisait déjà sentir partout; Miyoci-Kiot-sra présenta à l'empereur Daï-go Ier un célèbre mémoire où il signalait le danger qui menaçait le pays, et dans lequel il développait cette pensée philosophique, si profonde, que c'est à peine si nous commençons à la comprendre et à la mettre en pratique aujourd'hui chez nous : le bonheur d'un pays a pour base la sagesse, et la sagesse a pour base l'étude. La voix de ce sage illustre ne put être entendue au milieu du tumulte des armes, et l'enseignement des sciences finit par être presque complètement négligé.

Nous allons voir quel était l'état de la médecine japonaise au commencement du XVIIe siècle. La médecine était toute chinoise et ne reposait que sur des données empiriques; tout était tradition, et jamais l'observation ne venait contrôler les théories enseignées : c'était la parole du maître qui tenait lieu de raisonnement, et le bagage scientifique d'un médecin japonais se réduisait à peu de chose : anatomie et physiologie nulles, pathologie fantaisiste, pharmacie livrée à tous les hasards. L'exploration du pouls était le prélude obligé de tout examen médical, et le médecin japonais, imbu de la doctrine chinoise, se flattait de trouver dans la fine observation de ce phénomène les renseignements les plus exacts sur l'affection de son patient. Cette opération se pratiquait avec un sérieux magistral ; le médecin appliquait les extrémités de quatre doigts sur le trajet de l'artère, la soumettait à une pression tantôt forte, tantôt faible, et cela pendant un temps fort long, pour en apprécier toutes les qualités. Du reste, l'état de la circulation ne s'observait pas au même endroit et de la même façon pour toutes les maladies ; le malade se plaignait-il d'une douleur dans la région du cœur, c'était le pouls du bras gauche qu'il fallait consulter ; s'agissait-il du foie, c'était encore au bras gauche qu'on devait s'adresser, mais l'exploration devait se faire plus haut ; pour un mal d'estomac, le pouls se tâtait au bras droit, et dans les affections du poumon, on ne pouvait avoir confiance que dans le pouls du poignet droit. Ceci n'est qu'un exemple des subtilités de cette médecine qui établissait tant de variétés de pouls et tant d'endroits spéciaux pour le tâter, que cela eût paru ridicule et absurde aux Japonais eux-mêmes, s'ils avaient eu la moindre notion raisonnable sur l'organisation du corps humain. Mais celui qui pratiquait la médecine l'avait apprise d'un maître qui possédait un livre de médecine chinoise, et tout l'art consistait à reconnaître une qualité du pouls qui permît de remonter à la connaissance de la maladie, et enfin à la désignation du remède ; car ils en étaient à cette idée dont je ne rirai pas trop fort, de peur de blesser quelques-uns de mes compatriotes et contemporains, que chaque maladie a son remède. C'est la doctrine des spécifiques, que de bonnes gens formulent ainsi : Dieu, en créant les maladies, en a créé les remèdes, sans cela Dieu ne serait pas bon, ce qui serait absurde ! Armés de ce syllogisme chrétien, ils cherchent noise à la medecine, qui n'est pas encore en possession d'un bon spécifique pour chaque maladie, et aux médecins qui traitent tout différemment deux malades qui leur semblent atteints de la même affection. Je ne vous dirai pas pourquoi ils ont tort, croyez-moi, ce serait trop long.

Les Japonais attribuaient les maladies graves subites à l'influence des mauvais esprits ; dans ces cas, les malades avaient recours aux religieux appelés jammabos, ermites de la religion de Sinto. Ces pieux personnages se faisaient raconter l'histoire de la maladie, l'écrivaient sur une petite bande de papier qu'ils déposaient devant la statue de leur dieu. Une prière suffisait à changer ce simple papier en un remède

efficace. On en faisait des boulettes que le malade avalait, et la guérison avait lieu..... quelquefois.

Cette médecine sacrée est vieille comme le monde, et les cures remarquables qui lui sont dues encore de nos jours, nous montrent que
cette union intime de la médecine et de la religion n'est pas près de
se refroidir, et nous promet encore des aventures édifiantes, disent les
uns, déplorables, disent les autres.

Dans l'Olympe japonais figurait Yakousi, le dieu de la médecine. Un
jour ce dieu, sentant le besoin d'être utile aux hommes, c'était bien
naturel de sa part, apparut à un homme pauvre, mais plein de piété,
disait-on dans le pays, et d'astuce, ajouterai-je, si toutefois ces deux
mots ne se révoltent pas de se voir si rapprochés l'un de l'autre. L'ap-
parition eut lieu dans un songe ; le dieu révéla à cet heureux mortel le
secret d'une poudre dont les ingrédients se trouvaient dans les forêts
des montagnes voisines, et qui avait la vertu de guérir une sorte de
colique spéciale aux habitants de la contrée. Dans ce cas, le remède
était auprès du mal et, tout païen qu'il était, ce dieu fut mieux avisé
que son collègue qui mit la fièvre en nos climats et le remède en Amérique. A peine éveillé, notre homme raconta son histoire à tous les
habitants du village de Tabara, qui l'acceptèrent comme article de foi ;
la drogue se vendit, tout le monde en voulut : ceux qui avaient la colique, ceux qui l'avaient eue, et d'autres encore qui craignaient de
l'avoir ! La nouvelle s'en répandit dans le pays, et, au bout de peu de
temps, cet homme devint riche. Un temple fut élevé à Yakousi, et on
offrit sa statue à l'adoration des fidèles. Le dieu était représenté de-
bout, sur une fleur de lotus, la tête ceinte d'une auréole, tenant le
remède d'une main et un sceptre de l'autre; le tout étincelait d'or. A
partir de ce moment, qui eût osé nier l'origine divine du remède?
le dieu lui-même était là pour l'attester. Le secret de cette poudre mer-
veilleuse se conserva dans la famille qui, dans sa reconnaissance, attacha
un prêtre au culte de Yakousi. Devant la porte du temple était suspen-
due une sorte de cloche en bois sur laquelle frappaient les passants
pour attirer l'attention du dieu qui recevait alors favorablement leur
courte prière; après cet acte d'adoration, ils pouvaient aller boire du sakké et faire toutes sortes d'imprudences, ils avaient au moins pour quinze
jours de bonne santé : le dieu leur avait accordé des indulgences!

Quand une maladie contagieuse éclatait, tout le monde reconnaissait
là les coups du malin esprit Yékiré, et il fallait se hâter de l'apaiser par

des prières publiques. C'est ce qui arriva à Nagasaki en 1692; les 14 et 16 juin, tous les habitants d'une rue où sévissait une fièvre pestilentielle, firent le tour de la rade dans des bateaux ornés pour la circonstance, et tous criaient : «Nambutz, Namanda!» En même temps, on portait partout le Fiakmanben, qui est un rosaire composé de 108 grands chapelets. La foule s'asseyait en rond, et le rosaire circulait tout autour, chacun criant : « Namanda! » à mesure qu'il prenait un nouveau grain. Si la maladie ne cesse pas, on fait la même cérémonie dans tous les temples, et le fléau disparaît tôt ou tard. Les dieux bienfaisants reçoivent alors de nouvelles actions de grâces pour l'énergie qu'ils ont développée contre le méchant Yekiré.

A côté des pratiques superstitieuses et des remèdes d'origine plus ou moins divine, les Japonais possédaient quelques médications d'un effet réellement puissant ; je veux parler de l'acupuncture, du moxa, des bains d'eaux minérales et du massage. La plupart des maladies dans lesquelles prédomine le symptôme douleur étaient attribuées par eux à des vapeurs ou plutôt à un vent âcre et subtil qui enfle et corrode les membranes qui le contiennent. Pour lui donner issue, ils se servaient et se servent encore de l'aiguille et du moxa. Les aiguilles sont d'or ou d'argent, très fines et très aiguës, longues de 12 à 15 centimètres ; elles ont une tête aplatie sur laquelle on frappe avec un petit marteau recouvert d'étoffe pour les faire pénétrer d'un coup au travers de la peau et vaincre plus facilement la résistance qu'offre son tissu dense et élastique. Une fois la peau traversée, c'est par un mouvement de vrille que l'on fait entrer l'aiguille, tenue alors entre le pouce et l'index. Elle est enfoncée généralement à la profondeur de deux à trois centimètres, qui est regardée comme suffisante pour évacuer le vent, cause de la douleur. L'aiguille est laissée en place pendant le temps que met le malade à faire deux inspirations profondes, et, après l'avoir retirée, le médecin presse avec les doigts tout autour de la piqûre, comme s'il voulait exprimer la vapeur morbifique. Quelquefois l'aiguille est munie d'une gaine un peu plus courte qu'elle ; cette gaine sert à régler la profondeur à laquelle l'aiguille sera enfoncée, en même temps que sa rigidité rend l'opération plus facile.

Kæmpfer a vu employer ce moyen dans des cas où il a eu un succès remarquable : la douleur était enlevée instantanément et d'une façon complète.

Les Hollandais s'empressèrent d'user de ce remède si efficace, et crurent pendant un instant que, grâce à lui, ils feraient disparaître les douleurs de la goutte et du rhumatisme. Ten-rhyne fit connaître l'acupuncture dans un ouvrage publié à Londres en 1683, mais cette opération, si en faveur dans l'extrême Orient, ne s'acclimata pas dans nos contrées. — Oubliée pendant de longues années, elle fut reprise en France en 1811 par Berlioz, essayée par Bretonneau et Béclard, et enfin étudiée complètement par Jules Cloquet, qui consigna ses recherches dans son *Traité de l'acupuncture* paru en 1826. Au Japon, les aiguilles restent enfoncées pendant deux respirations seulement, Ten-rhyne veut qu'elles restent en place pendant trente respirations, et Cloquet les laissa plus longtemps encore; en cherchant à s'expliquer la façon d'agir de ce moyen, Cloquet se demande si le principe de toute inflammation n'a point son siège dans le système nerveux et si l'acupuncture n'a pas une influence directe sur le fluide nerveux, en agissant vis-à-vis de lui comme les pointes vis-à-vis du fluide électrique. Les phénomènes paralytiques, dit-il, dépendant d'une diminution du fluide nerveux, n'y aurait-il pas possibilité d'y suppléer par l'introduction directe du galvanisme (supposez que ces deux agents soient les mêmes) par les aiguilles enfoncées dans les muscles paralysés? Cloquet conclut de ses expériences que l'acupuncture mérite incontestablement un rang distingué dans la thérapeutique.

La pratique de l'acupuncture au Japon était une science qui était tout entière dans les mains de médecins spéciaux qu'on appelait tensasi, ce qui signifie chercheurs des parties. En effet, des règles nombreuses et minutieuses devaient être observées dans l'application de cette petite opération, qui gagnait à cela une grande importance. De plus, la fabrication des aiguilles exigeait des précautions toutes particulières; il fallait un métal d'une pureté parfaite, exempt de toute trace de cuivre, et la trempe à leur donner n'était connue que d'un petit nombre d'ouvriers qui ne pouvaient se livrer à ce travail sans en avoir reçu l'autorisation par lettres patentes, revêtues du sceau de l'empereur.

Dans les affections douloureuses, on appliquait aussi le moxa, et il est certain que lorsqu'elles étaient de nature rhumatismale, par exemple, l'effet produit était rapide et excellent. Le médecin se proposait, en recourant au caustique, de mettre en mouvement et de résoudre la matière visqueuse qui était la cause de la douleur et de la maladie et ensuite de lui donner une issue, afin de la chasser.

Pour remplir cette indication, il fallait, d'après les Japonais, un feu lent et doux ; aussi, rejetant le fer rouge, le soufre fondu, la laine teinte avec le pastel, la moelle de jonc imbibée d'huile dont se servaient les Arabes, les Persans et les Chinois, ils n'usaient que de l'armoise ordinaire à grandes feuilles. Recueillir et préparer l'armoise était un art, ou plutôt une science, parce qu'il fallait cueillir les feuilles aux jours favorables ; l'astrologie enseignait que les cinq premiers jours du cinquième mois étaient ceux qu'on devait choisir, parce que les vertus de la plante étaient alors surexcitées par l'influence heureuse des astres qui agissent sur elle. On devait faire la cueillette de grand matin, quand les feuilles étaient couvertes de gouttes de rosée, les pendre au grand air, du côté du couchant, et les laisser là se dessécher peu à peu. L'armoise gagne en vieillissant, aussi préfère-t-on celle qui a été cueillie depuis dix ans. Quand on veut s'en servir, on pile les feuilles dans un mortier, et en frottant vigoureusement le produit entre les mains, on en retire les fibres grossières de façon à n'avoir plus qu'un duvet fin, avec lequel on forme ces petits cônes appelés moxas. Ces cônes, appliqués sur la peau, reposent sur leur base et sont allumés au sommet ; ils brûlent lentement, également, et ne produisent qu'une douleur très supportable, à moins qu'on n'en mette, successivement, plusieurs au même endroit. Le moxa était un remède universel, tout le monde l'employait, et à tout âge. Aujourd'hui même encore, c'est une pratique courante, une mesure de précaution qu'on emploie pour se garantir des maladies à venir. Chez nous, il n'y a pas bien longtemps, beaucoup de gens se faisaient saigner au printemps ; de même, au Japon, on se fait appliquer des moxas une fois tous les six mois. Cette habitude est tellement passée dans les mœurs que les criminels condamnés à une prison perpétuelle étaient conduits deux fois l'an chez le médecin pour y subir cette petite opération. Les Japonais étant fort peu vêtus, il est facile de se convaincre qu'ils n'ont pas abandonné cette tradition, et leur foi dans la vertu du moxa se lit en gros caractères gravés surtout le long de l'épine dorsale ; tant de choses se font en plein air dans ce pays-là qu'on voit souvent des gens accroupis sur leur tatami, la tête penchée en avant, appuyée sur leurs bras croisés et livrant leur dos à un spécialiste qui surveille attentivement la combustion d'un de ces petits cônes d'armoise. Le moxa convenant dans toutes les maladies causées par une vapeur cachée qui, croupissant dans quelque endroit du corps, comme dans une prison, y cause une dissolution des parties solides avec un sentiment de douleur et empêche ainsi la partie affectée de remplir ses fonctions, on voit que, d'après les idées que les Japonais se formaient sur la nature des maladies, il en était peu d'entre elles où le moxa ne fût indiqué. Mais ici, comme pour l'acupuncture, nous trouvons des règles nombreuses à observer lorsqu'on en arrive à l'application. Il faut éviter les tendons, les veines, les artères, choisir le temps convenable, donner au malade la position la meilleure, le préparer par le régime et lui prescrire enfin celui qu'il doit suivre après. Kæmpfer a traduit un traité japonais relatif à l'application du moxa; j'en donne ici quelques extraits :

Dans le cas de coliques, on doit brûler un cône des deux côtés du nombril, à 6 centimètres de distance de celui-ci.

Dans les douleurs de la goutte et de la sciatique, dans la rétention d'urine, il faut brûler onze cônes sur les cuisses, à 18 centimètres au-dessus des genoux.

Dans l'accouchement difficile, on brûlera trois cônes à l'extrémité du petit orteil du pied droit, cela soulage la patiente et avance la délivrance.

Dans le défaut de lait chez les nourrices, on brûle cinq cônes entre les seins.

Dans les indispositions des enfants, particulièrement dans les diarrhées, perte d'appétit, croûtes et ulcères au visage, on brûlera de quinze à seize cônes vers la onzième vertèbre.

Pour les rhumes, saignements de nez, vertiges, brûlez de cinquante à cent cônes dans la région du sacrum.

Dans les douleurs des hanches ou des genoux, dans la faiblesse des jambes, le moxa doit être appliqué au milieu de la cuisse.

Dans les fièvres rebelles, dans les tumeurs de la rate et du foie, il faut faire brûler les cônes dans la région des hypochondres, etc.

Les Japonais tenant leur science médicale des Chinois, avaient adopté aussi leurs idées astrologiques, idées qui étaient professées dans l'Occident pendant le moyen âge et la Renaissance. Des analogies qui sautent aux yeux entre la physiologie, la pathologie et la thérapeutique des Grecs, d'un côté, et des Chinois, de l'autre, ont fait penser à plusieurs auteurs et à Springel en particulier, que c'est probablement par l'intermédiaire des médecins grecs de la Bactriane que les Chinois ont pu s'approprier des idées dont l'origine et le développement se constatent et se suivent dans les contrées qui ont été le berceau de la civilisation hellénique.

Dans le traité japonais du moxa on trouve ce passage : L'esprit des étoiles loge au printemps autour de la neuvième vertèbre; en été, autour de la cinquième; en automne, autour de la troisième, et en hiver autour de la quatorzième et tout près des hanches; aussi faut-il se garder de brûler aucun de ces endroits aux époques ci-dessus indiquées. Puis viennent les prescriptions hygiéniques : s'abstenir entièrement du moxa par les temps pluvieux, humides ou trop chauds ou trop froids; ne pas se mettre de cônes lorsqu'on est sous l'empire de la colère ou de toute autre passion violente ; éviter à ce moment la fatigue; ne pas souffrir de la faim, ne pas sortir d'un repas trop copieux ; s'abstenir de sakké avant la brûlure, mais en prendre un peu après, pour hâter le cours du sang ; ne point sacrifier à Vénus trois jours avant et sept jours après l'application du cône ; ne point se baigner pendant trois jours après l'opération, etc. Enfin, le moxa était appliqué aux femmes qui voulaient avoir des enfants, aussi bien qu'à celles qui désiraient ne point concevoir; les premières devaient faire brûler onze cônes autour de la vingt-et-unième vertèbre, et les secondes trois sur le nombril. Cette dernière pratique devait être fréquente, car l'avortement lui-même était extrêmement répandu au Japon.

Pas plus que les Chinois, les Japonais ne faisaient de la grande chirurgie; ils mettaient des bandages autour des membres fracturés, couvraient les plaies et les ulcères d'emplâtres, appliquaient sur les abcès des cataplasmes d'oignons cuits, et usaient des recettes compliquées, des baumes, onguents et pommades qui font la gloire de la polypharmacie chinoise.

Il me reste encore à parler d'une ressource thérapeutique précieuse dont les Japonais avaient eu le bon esprit d'user largement. Je veux parler des bains : bains d'eau douce et bains d'eau minérale; je ne parle pas des bains de mer, les Japonais n'en prennent pas. Quoique ce ne soit pas pour eux un précepte religieux, les Japonais se baignent certainement avec plus de régularité que les musulmans : toujours une fois, quelquefois deux et trois fois par jour. Les établissements de bains se trouvent dans toutes les rues. A Nagasaki, on peut, en se promenant, s'arrêter un instant et jeter un coup d'œil dans l'intérieur de ces établissements; c'est un spectacle curieux, souvent drôle, mais rarement agréable. On voit là des échantillons variés de l'espèce humaine : des hommes, des femmes, des enfants, tous nus, très occupés à se baigner, à se frotter, à se livrer aux soins de la propreté la plus minutieuse, grouillent pêle-mêle dans la piscine commune ; ils trouvent cela tout naturel, ils se connaissent, ce sont des gens du même quartier. Les Européens ayant importé au Japon une nouvelle vertu, la pudeur, l'autorité du pays essaie de soustraire à leur vue les baigneuses et baigneurs naïfs qui, au bain, voyaient tout, excepté le mal ; des rideaux cachent ces nudités aux passants ; si, maintenant, vous soulevez le voile flottant, vous n'aurez pas à vous plaindre ! Les bains se prennent très chauds et très longs ; le professeur Baelz, de l'Université de Tokio, a récemment étudié les effets de ces bains, et il leur reconnaît plusieurs avantages. Et d'abord à la sortie de ces bains, non point tièdes, mais réellement chauds, il n'y a aucun danger d'être saisi par le froid et de gagner une de ces affections si nombreuses qu'on attribue aux refroidissements. L'eau chaude durcit la peau et la rend moins sensible aux vicissitudes atmosphériques. Il est certain qu'on voit, en plein hiver, des Japonais, à peine vêtus, sortir du bain, la peau fortement rougie, et aller par les rues, sans grelotter et sans paraître éprouver la moindre sensation pénible. Des expériences ont établi que le bain chaud accélère le pouls et peut élever la température du corps jusqu'à deux degrés audessus de la température normale. Le maximum thermique est observé une minute environ après la sortie du bain, et il faut plus d'une heure pour que le corps ait repris sa température ordinaire. Il en résulte que, pour le Japonais pauvre, c'est un moyen très économique de se passer de feu chez lui. Il prend un bain le soir, puis s'enroule dans sa couverture ou dans son f'ton et dort sans avoir froid dans une maison où la cheminée est inconnue. En été, le Japonais prend également son bain chaud qui, alors, le rafraîchit ; on voit que le bain chaud rend autant de services aux Japonais que le manteau à l'Espagnol.

Que le bain chaud rafraîchisse en été, je le crois parce que j'ai vu employer et j'ai employé moi-même une pratique semblable en Chine. C'était à Shang-Haï, au mois de juillet, la chaleur était très forte, et nous étions assez nombreux, réunis autour d'une table, dans une petite salle d'un restaurant chinois. Plusieurs de nous ayant remarqué avec raison que c'était assez de la cuisine pour nous ôter l'appétit, et que la chaleur suffocante était réellement de trop, un boy vint nous présenter à chacun une sorte de chiffon d'indienne bleue qui avait été trempé dans l'eau bouillante, et qui laissait échapper des torrents de vapeur. Il nous invita à nous essuyer la figure et les mains avec ce linge humide et brûlant ; nous le fîmes, et bientôt nous ressentîmes une sensation agréable de fraîcheur qui nous convainquit que le procédé avait du bon. C'est d'un usage vulgaire au théâtre, où le spectateur aimable passe le linge à son voisin, après s'en être bien frotté lui-même.

L'habitude du bain chaud, dit Baelz, n'affaiblit pas plus qu'il ne perd ses effets par sa répétition journalière. On fit l'expérience sur un jinriki ; après un bain chaud, il fournit une course d'une lieue, sans s'arrêter, traînant un homme dans sa petite voiture, et ne parut pas plus fatigué qu'à l'ordinaire. Les portefaix prennent aussi leur bain tous les jours et ne s'en trouvent que mieux. On attribue à ces bains l'avantage de préserver, en partie, du rhumatisme musculaire, et presque complètement du rhumatisme articulaire, rare au Japon. D'autre part, la mortalité infantile est très faible, et Baelz l'attribue aux bons effets de ces bains qu'il prescrit chez les jeunes enfants pour déterminer le vomissement, de préférence aux vomitifs pharmaceutiques. On pourrait bien les accuser d'occasionner quelques cas d'apoplexie, mais, en ayant soin de s'éponger la tête avec de l'eau froide pendant qu'on est dans le bain, ce danger est facilement conjuré. Enfin, dit l'auteur, ils conduisent ceux qui en font usage à une vieillesse avancée. Il voudrait que l'habitude de ces bains très chauds fût introduite en Europe où la classe ouvrière en retirerait des avantages inappréciables. Quant à moi, je me contenterai de voir se répandre en France l'usage du bain tiède qui est encore considéré par beaucoup de gens comme une chose qu'on ne doit prendre que sur ordonnance du médecin ; celui-ci en prend d'ordinaire, mais ne songe peut-être pas assez à les prescrire à ses malades.

Kæmpfer croit que ces bains, pris si fréquemment, ont été très utiles aux Japonais pour arrêter et atténuer le développement de la syphilis ; cette opinion me paraît très juste, mais, pour le mal vénérien, les Japonais usaient surtout des eaux sulfureuses, et entre autres de celles d'Unsen, qui se trouvent près de Simabara. Les malades commençaient la cure par le bain d'Obamma situé à quelques lieues d'Unsen ; les eaux y sont moins chaudes, on s'y baignait plusieurs fois par jour ; on ne prenait que des aliments et des breuvages chauds, et, en sortant de l'eau, on se mettait au lit et on se couvrait bien pour amener la transpiration. Après un certain temps passé à Obamma, on se rendait à Unsen où l'eau est beaucoup plus active et où se complétait la guérison. On employait aussi les eaux minérales en boissons ;

ainsi, à Tenosi, près d'Osaka, existe une source d'eau ferrugineuse à laquelle le passant est invité à boire par un gobelet en bambou pendu tout auprès.

D'après les traditions du pays, certaines eaux jouissaient de propriétés particulières : les unes étaient bonnes pour les blessures, les autres pour les affections des yeux, celles de Kousats par exemple ; d'autres encore pour les engorgements des viscères abdominaux, etc. La superstition souvent, la longue expérience quelquefois, étaient les causes probables de ces attributions ; ce que le Japonais appréciait surtout dans ces eaux, c'était leur température élevée. Le docteur Vidal fait remarquer que les stations thermales de Touarawa, Miyanochita, Digachima, Sokokoura et Kinga, qui sont toutes situées dans un même ravin, à vingt-quatre lieues au sud-ouest de Yedo, sont alimentées par une source commune et que, malgré leur composition identique, les Japonais attribuent à la même eau, prise dans des endroits différents, des propriétés également différentes.

Ces stations sont fréquentées par la haute société et même par la famille impériale. Le Japonais qui se rend aux eaux qu'il a choisies ou qu'on lui a recommandées ne suppose point qu'il puisse avoir besoin de conseils médicaux pour le guider dans l'usage qu'il veut en faire ; il va là pour se baigner, aussi reste-t-il dans la piscine une grande partie de la journée, passant le reste de son temps à boire du thé et à fumer dans une quiétude parfaite. Dans quelques stations se trouvent des chutes d'eau, et les baigneurs prennent des douches pendant un temps, dit Vidal, qui n'a d'autres limites que leur patience. Le Japonais se déplace facilement ; son bagage est léger et, un bâton à la main, il va d'une station à l'autre, s'arrêtant à celle-ci, parce que le site est agréable, ou à celle-là parce que la divinité du lieu a une grande réputation. Malgré tout, les eaux sont souvent salutaires, et on conçoit facilement quelle vogue elles doivent avoir dans un pays où la médecine est désarmée contre la foule des maladies chroniques.

J'ai dit que les Japonais ne prennent pas de bains de mer ; voici ce que dit à ce sujet le docteur Vidal :

Jamais on ne voit un Japonais, même pendant les plus fortes chaleurs, aller se baigner dans les eaux, en général si limpides, soit de la mer, soit des rivières ; et c'est une chose bien singulière pour un pays qui n'est qu'un vaste archipel dont les îles, découpées et dentelées de mille façons, présentent une très grande étendue de côtes baignées par un vent chaud qui remonte des tropiques vers le nord. Je n'ai vu, sous ce rapport, qu'une seule exception : à Niigata, le jour de la pleine lune du mois de juillet 1873, toute la population, sans distinction d'âge ni de sexe, se rendit sur la plage. On m'expliqua que, d'après les croyances populaires, toute personne qui, ce jour-là, aurait négligé d'aller se plonger dans l'eau de la mer se serait fortement exposée à être malade et même à mourir dans le courant de l'année. Je crois que peu de personnes s'abstinrent en effet ; mais, dès le lendemain, la plage était et resta depuis aussi déserte qu'auparavant.

La pratique des accouchements était entre les mains des sages-femmes, mais leur science se réduisait à peu de chose, et il arrivait même que leur intervention trop active était suivie quelquefois de tristes effets : témoin ce cas observé par le docteur Savatier. La femme d'un officier japonais était sur le point d'accoucher ; le travail marchait lentement, on fit appeler le docteur Savatier qui conseilla d'attendre, après avoir constaté que tout allait régulièrement. À peine fut-il parti, que la sage-femme, mécontente de cette intervention d'un médecin étranger, voulut terminer rapidement l'accouchement et donner ainsi une preuve de son savoir ; elle malaxa si fortement le ventre de la patiente que la délivrance arriva aussitôt, mais elle fut suivie d'une hémorrhagie à laquelle la mère succomba.

Voilà à peu près ce qu'étaient les ressources de la médecine japonaise au moment où les Européens arrivèrent dans le pays. En résumé, pas de connaissances anatomiques sérieuses, physiologie nuageuse et obscurcie par de fausses idées astrologiques, étiologie ne comprenant guère que deux espèces de causes ; celle provenant des malins esprits et celle se rapportant aux flatuosités circulant dans l'épaisseur des membranes ; thérapeutique fort encombrée de drogues compliquées et administrées à l'aventure ; enfin trois bons agents, mais appliqués sans règles rationnelles : l'acupuncture, le moxa et les bains.

Les Japonais avaient tout à apprendre, ils s'en aperçurent bientôt, et nous verrons que ce fut, par la seule faute de leur gouvernement, qu'ils ne se lancèrent pas plus tôt, tête baissée, dans le tourbillon du progrès. Les jésuites portugais et les franciscains espagnols avaient apporté quelques idées nouvelles en fait de médecine ; les savants du pays, les médecins de la cour avaient retenu le nom de quelques drogues étrangères qu'ils n'employaient pas, mais dont ils parlaient volontiers avec emphase.

L'établissement définitif des Hollandais dans la petite île de Désima devait répandre le système médical européen, malgré l'état de séquestration dans lequel on tenait les étrangers; en effet, il y avait un médecin attaché à la factorerie, et souvent les malades de la ville de Nagasaki avaient recours à lui; il leur donnait des soins et des conseils par l'intermédiaire d'un interprète juré, et si cet interprète était intelligent et de bonne volonté, le médecin hollandais en faisait son élève. Lorsque ce dernier avait acquis une somme de connaissances suffisante, on lui délivrait à la factorerie un diplôme de médecin; j'ai vu un de ces diplômes, pièce extrêmement rare, chez le professeur Geerts ; il est signé du directeur, du médecin et d'un autre officier de la factorerie ; il porte la date de 1668.

Quand le médecin était un homme aussi distingué que Kæmpfer, qui s'était mis à l'étude du japonais dès son arrivée, il pouvait, malgré la défiance et le mauvais vouloir des interprètes, tirer d'eux une foule de renseignements des plus utiles, et se procurer une collection précieuse d'objets d'histoire naturelle. Puis, il existait une habitude, très profitable pour les Hollandais, c'était d'aller, tous les ans, faire un voyage à Yedo pour complimenter le shogoun, lui porter des présents et entretenir ainsi les bonnes relations de la Compagnie avec le gouvernement du pays.

Kæmpfer fut assez heureux pour faire deux fois ce voyage; il parcourut donc une grande partie du Japon, et quoique tout fût réglé dans l'escorte qui accompagnait l'ambassade et dans les stations où elle devait séjourner, pour qu'il n'y eût aucun rapport entre les Japonais et les étrangers, il lui fut possible cependant de faire des observations nombreuses sur les mœurs, les habitudes et le genre de vie intime du peuple, ainsi que sur les habitations, les forteresses, les temples, les industries, les ressources du sol, etc.

A Yedo, le personnel de l'ambassade était reçu en audience solennelle par le shogoun, et les Japonais profitaient de cette bonne aubaine pour satisfaire leur curiosité. On ordonnait aux Hollandais de se saluer, de se complimenter, puis de s'invectiver et de se battre; on les faisait danser, chanter, et à ce propos Kæmpfer raconte qu'il eut beaucoup de succès en chantant une romance qu'il avait composée autrefois pour une dame avec laquelle il avait été du dernier bien ; on les faisait se déshabiller en partie pour examiner toutes les pièces de leur costume : les Hollandais avaient une patience à toute épreuve. Chacun

était interrogé sur sa profession, et à Kæmpfer, on fit les questions sui-
vantes : Quelles sont les maladies externes et internes les plus dange-
reuses et les plus difficiles à guérir? Quelle est votre méthode dans la
cure des ulcères et des abcès intérieurs? Les médecins d'Europe recher-
chent-ils, comme ceux de la Chine, un remède qui puisse rendre
l'homme immortel? Quel est, en ce moment, le remède le plus estimé
en Europe à ce point de vue? A cette demande, Kæmpfer répondit
qu'un grand nombre de médecins avaient travaillé toute leur vie pour
découvrir ce grand arcane et que plusieurs recettes avaient été pu-
bliées et vantées comme ayant le don de conserver la santé et de
prolonger la vie. Il fallait donner un nom pour les satisfaire, aussi
sachant, dit-il, que tout ce qui est en estime chez les Japonais avait
des noms longs et pompeux, je leur répondis que ce fameux remède
était le *sal volatile oleosum Sylvii*. Il expliqua ensuite comment c'était
une liqueur spiritueuse qui pouvait entretenir la fluidité des liqueurs
de notre corps et donner de la force aux esprits vitaux. Le shogoun
lui fit demander s'il pouvait en faire la préparation. Kæmpfer répondit
affirmativement, malgré l'avis de son directeur qui lui soufflait à l'o-
reille de dire non ; mais il se tira de ce mauvais pas en disant qu'il
pourrait le préparer s'il avait les ingrédients nécessaires, et que, malheureusement, ceux-ci ne se trouvaient pas au Japon. Alors le shogoun
ordonna qu'on lui en fit venir de Batavia par la plus prochaine occasion. Puis on demanda à Kæmpfer de nommer quelques-uns des emplâtres employés en Europe et alors il recommença la même plaisan-
terie qui consistait à leur débiter tous les noms les plus barbares et
les plus difficiles à prononcer qu'il put trouver dans la gibecière de sa
mémoire.

A son second voyage, il fut mis en relation avec les médecins de la
cour; deux chirurgiens de l'empereur furent introduits dans la salle
des audiences, ils étaient tous les deux rasés et habillés comme des
prêtres. On échangea des saluts cérémonieux, et le médecin hollandais
crut devoir faire une politesse à ses confrères; il leur tendit son bras
pour se laisser tâter le pouls le premier. Ensuite il tâta le leur et eut la
satisfaction de les trouver en bonne santé. Puis la conversation s'en-
gagea sur la médecine et devint bientôt si bizarre que le shogoun, n'y
comprenant plus rien, demanda quel langage parlaient les interlocu-
teurs; en effet, l'un des médecins de l'empereur, se piquant de posséder des
connaissances sur la médecine de l'Occident, citait à tout propos des noms

baroques et à grand effet; c'étaient des noms latins que Kæmpfer reconnaissait à peine et qu'il s'efforçait de rectifier en donnant des explications en mauvais japonais. Personne ne pouvant se tirer de cet imbroglio, on conclut par un éclat de rire général.

Pendant de longues années, ces entrevues officielles entre les médecins firent partie du cérémonial de la réception sans que les Japonais en tirassent, bien entendu, aucun bénéfice; cependant l'idée que ces étrangers étaient plus avancés qu'eux dans les sciences finit par s'imposer, et peu à peu les daïmios mirent, de préférence, leur confiance dans les médecins qui se vantaient de posséder quelques bribes de la médecine d'Europe. Un jour, un chirurgien hollandais, en visite à Yedo, eut l'occasion de pratiquer une saignée; cette petite opération eut un retentissement considérable, et les savants du pays ne pouvaient se lasser d'admirer l'habileté de ce chirurgien qui, faisant tenir la poêlette à bonne distance, ne laissa pas tomber en dehors une goutte de sang. Qu'il eût pu ainsi connaître la force du sang de son malade, cela dépassait trop leur portée, et ils en vinrent à croire que les Hollandais appréciaient encore mieux qu'eux les qualités subtiles du pouls.

Les médecins de la factorerie de Désima furent chargés, pendant un certain temps, dans la première moitié du xviiie siècle, de donner des leçons de hollandais aux interprètes, et ceux-ci, autant par désir d'apprendre que par envie de s'enrichir, étudiaient aussi la médecine qu'ils pratiquaient chez leurs concitoyens; la Compagnie leur vendait des remèdes. Toutefois, la surveillance de l'autorité était toujours rigoureuse, on ne s'était pas relâché dans l'application des règlements vexatoires, et les étudiants en médecine ne pouvaient faire autre chose que de mettre en note les enseignements oraux du professeur. Il leur était défendu de posséder des livres étrangers; quelques étudiants, cependant, étaient assez courageux pour en acheter en cachette, risquant ainsi leur tête pour un livre qu'ils comprenaient à peine. Cependant le Gouvernement, voyant que les Hollandais se renfermaient scrupuleusement dans les limites de la convention, c'est-à-dire qu'ils se contentaient de faire du commerce, sans essayer jamais de parler de religion et sans chercher à obtenir une influence politique dans le pays, finit à la longue par donner une certaine latitude aux interprètes. Ainsi, tout d'abord, l'étude de la langue hollandaise se faisait par une série de conversations dans lesquelles les interprètes notaient en kata kana les

sons qu'ils entendaient. C'était un moyen très défectueux et horriblement long ; il fallait des années pour faire un bon interprète.

Sous le règne du shogoun Yossimouné (1716-1747), trois des interprètes de Nagasaki résolurent de faire un effort suprême pour changer
un état de choses qui laissait tant à désirer et ils rédigèrent une pétition dans laquelle ils insistaient sur l'utilité qu'il y aurait à leur laisser
étudier l'alphabet hollandais et sur l'avantage qu'en retireraient à la
fois et les interprètes et le Gouvernement. Cette pétition fut favorablement accueillie. C'était un pas immense dans la voie du progrès ; à
partir de ce moment, la médecine hollandaise va commencer à se répandre et, avec elle, les idées européennes qui, s'infiltrant peu à peu
dans la classe intelligente, prépareront en sous-main la révolution
étonnante qui devait éclater de nos jours.

Yossimouné eut un jour la curiosité de voir un livre hollandais ; on
lui en apporta un orné de gravures, et il en fut tellement satisfait qu'il
ordonna à un de ses médecins, Noro Genjo, et à un de ses officiers,
Awoki, de travailler pour être à même de lui en lire le contenu. Mais,
si à Nagasaki on pouvait apprendre le hollandais, cela était très difficile
à Yedo, où on n'avait d'autre ressource que celle de s'instruire auprès
des gens de l'ambassade annuelle. Au bout de deux ou trois ans, Awoki
connaissait l'alphabet et quelques mots, aussi le shogoun ne put-il jamais savoir de quoi traitait ce livre où il y avait de si jolies gravures.
La permission accordée aux interprètes leur était spéciale ; c'est ce
qu'apprit, à ses dépens, le naturaliste Gotto qui écrivit, vers 1750, un
ouvrage sur les Hollandais ; la publication en fut immédiatement arrê-
tée, parce que l'alphabet hollandais s'y trouvait imprimé.

Nous avons à parler maintenant d'un grand événement : de la première traduction japonaise d'un traité d'anatomie. C'est d'après les do-
cuments japonais que nous raconterons la chose ; elle a été relatée avec
d'intéressants détails par un savant digne de foi, par un des auteurs
lui-même, par Sougita Essai, dont l'œuvre posthume, *Rangakou Kotoha-
jimé,* parut à Yedo pour la première fois en 1868.

Une analyse, fort bien faite, en a été lue le 14 février 1877 par K. Mitsoukouri devant les membres de la Société asiatique du Japon, et c'est à
ce travail que nous empruntons le récit qui va suivre : « Sougita Essai
naquit à Yedo vers le milieu du siècle dernier ; il reçut une bonne édu-
cation et étudia la médecine sous la direction de son père, qui habitait à
Hama Cho, où sa maison se voyait il y a encore peu de temps. Sougita

fut attaché comme médecin à la personne du daïmio de Nakatsou, dans la province de Buzen, et c'est là qu'il se lia d'amitié avec Mayeda Riotakou, médecin comme lui. Ce Mayeda était resté orphelin de bonne heure, et avait été élevé par son oncle Mayeda, qui était ce que nous appelons un original. Ce cher oncle avait la passion de la science, il étudiait tous les arts, même les arts d'agréement, et travaillait à une œuvre qui eût pu mériter le titre d'Encyclopédie. Le jeune Mayeda Riotakou, savant déjà en médecine, s'associait aux recherches de son oncle ; il s'était déjà fait connaître par ses études sur l'hitoyogin, une certaine espèce de musique qui était presque complètement oubliée, et par ses recherches sur l'origine des ouvrages dramatiques, quand il lui tomba entre les mains un livre hollandais. Dès lors, l'envie d'apprendre cette langue devint pour lui une obsession : il réussit à savoir l'alphabet et quelques mots, grâce à Awoki, mais, désireux de poursuivre son entreprise, il se rendit à Nagasaki. La fréquentation des interprètes le mit à même de faire un recueil de près de 700 mots, et de se perfectionner en même temps dans la pratique de la médecine ; il eut la chance de faire l'acquisition d'un livre d'anatomie, et revint à Yedo, où il retrouva son ami Sougita Essai. Au printemps de 1764 (période de Meiwa) [1764-1767], les Hollandais arrivent comme d'habitude à Yedo et occupent le quartier qui leur est réservé. Riotakou ne va pas manquer cette occasion d'apprendre encore quelque chose de nouveau, et il va prendre son ami Sougita pour l'emmener avec lui causer avec Nishi Zenzabouro, le chef des interprètes cette année-là.

Ce Nishi avait une grande réputation : c'est lui qui avait copié trois fois, d'un bout à l'autre, un dictionnaire hollandais, et auquel le possesseur de l'ouvrage en avait fait cadeau, en témoignage de son admiration pour ce travailleur infatigable. Sougita raconte ainsi leur visite : Nous exposâmes à Nishi notre désir d'apprendre le hollandais, mais il nous répondit par ces paroles décourageantes : dans la position où vous êtes, il est complètement inutile d'essayer d'apprendre un langage qui présente tant de difficultés. Nous sommes obligés nous-mêmes de recourir à toutes sortes de subterfuges pour faire comprendre ce que nous voulons savoir. Par exemple, si nous voulons demander comment se dit boire, nous faisons le geste de verser un liquide dans une tasse, de la porter à nos lèvres et nous disons : « Comment appelez-vous ça ? » Ils répondent boire, mais si nous voulons savoir comment se dit boire beaucoup ou boire peu, boire de l'eau ou boire du vin, la chose devient très compliquée et très longue. Je suis né dans une famille d'interprètes, et j'ai vécu au milieu d'eux toute ma vie, cependant, malgré mes cinquante années d'études, c'est dans ce voyage que j'ai compris pour la première fois la véritable signification du mot aimer. Voyez à quel résultat sont arrivés Awoki et Noro ; ce sont des hommes intelligents, ils sont opiniâtres au travail, mais à Yedo il me paraît impossible d'apprendre le hollandais. Vous feriez mieux de ne pas vous lancer dans cette entreprise sans issue.

Ce discours de Nishi parut convaincre Sougita, mais Riotakou soupçonna peut-être l'interprète d'être trop jaloux de son savoir, et n'abandonna pas ses projets. Du reste, d'autres médecins japonais se rendaient journellement près de l'ambassade hollandaise, pour s'entretenir avec le chirurgien ; qu'ils apprissent quelque chose ou non dans cette fréquentation, cela les posait bien dans le public, et leur donnait un certain relief de savant qui n'était pas plus à dédaigner à Yedo que chez nous ; le quartier hollandais était la *great attraction* à cette époque de l'année.

Parmi les visiteurs assidus, Sougita et Riotakou rencontraient leur ami commun Nakagara Kiowau, médecin comme eux, et qui s'occupait avec succès d'histoire naturelle. Pendant plusieurs années, ces trois hommes, étroitement liés d'amitié, continuèrent à nourrir le projet de s'instruire dans la langue hollandaise. La circonstance suivante les détermina à travailler ensemble pour accomplir une tâche qui, à première vue, dut leur paraître colossale. En 1771, un interprète offrit à Nakagara de lui vendre un livre hollandais traitant de l'anatomie du corps humain. Il l'emporta chez lui pour l'examiner, et le fit voir à Sougita. Ce traité renfermait de nombreuses planches représentant les os, les muscles, les artères, les nerfs, les viscères, etc. Sougita décida qu'il fallait acheter ce livre, mais l'interprète en demandait 200 rios, et cette somme n'était pas en la possession des deux amis. Ils songèrent à faire appel à la générosité du daïmio de Nagatsou, qui leur fournit, en effet, l'argent nécessaire.

Une chose grave occupait l'esprit de Sougita ; les dessins de ce livre étranger différaient beaucoup de ceux des livres chinois analogues : de quel côté était la vérité ? Qui, du chinois ou du hollandais, représentait avec fidélité la structure du corps humain ? Problème d'une importance capitale, mais dont il n'entrevoyait pas la solution possible.

À quelque temps de là, Sougita fut invité à assister à l'exécution d'un criminel, condamné à être écorché vif ; il résolut sur-le-champ de profi-ter de cette occasion rare, et écrivit à ses deux amis Riotakou et Nakagara de se trouver tel jour, au lever du soleil, au fameux champ d'exécution de Kozoukappara, près d'Asakoura. Le jour si impatiemment attendu arriva, et les trois amis se trouvèrent au rendez-vous. Riotakou avait apporté le livre qu'il avait acheté à Nagasaki, il le confronta avec celui de Sougita : c'était le même traité d'anatomie. Le criminel était attaché au poteau, et un vieux bourreau bien connu, un éta, célèbre par son habileté, s'approcha le couteau à la main pour procéder à son épouvantable dissection. Ils allaient savoir, enfin, s'il fallait rejeter comme vaine toute la science de leurs pères ; ils sentaient que la vérité allait leur apparaître. Le moment était solennel ! Ils assistèrent au supplice, regardant d'un œil avide les chairs palpitantes, et reportant leurs regards sur les dessins du livre qu'ils dissimulaient dans leurs vêtements ; l'amour de la science les rendait insensibles à l'odieux de ce spectacle, et des explosions de joie contenue et d'admiration leur échappaient malgré eux. Ils tenaient en main le livre qui disait vrai ; ils abjuraient l'erreur, et leur esprit s'exaltait à la pensée qu'il leur était réservé de rétablir la médecine sur ses bases véritables. Ils jurèrent devant ce cadavre horriblement déchiqueté de consacrer leur vie, s'il le fallait, à la traduction de ce livre, car c'était un devoir envers leur pays, auquel ils rendraient ainsi un service immense. Ils regagnèrent leurs domiciles sans échanger une parole ; trop d'idées se pressaient en foule dans leurs cerveaux, trop d'ambition généreuse oppressait leur cœur, trop d'obstacles aussi se dressaient devant l'accomplissement de leur tâche.

Le lendemain, les trois amis se retrouvaient chez Mayeda Riotakou ; leur besogne allait commencer. Ils ouvrirent le traité d'anatomie devant eux, mais que faire? Nous étions, dit Sougita, comme jetés au milieu de l'Océan, sur un navire sans gouvernail.

Cependant Riotakou savait l'alphabet et quelques centaines de mots qu'il avait appris à Nagasaki ; il devint le professeur des deux autres, et lorsqu'il leur eut enseigné tout ce qu'il connaissait de hollandais, ils songèrent à s'attaquer au livre. Il y avait, au début, une planche représentant l'extérieur du corps humain, et donnant le nom de ses différentes parties ; connaissant les noms japonais correspondants, ils en apprenaient facilement les noms hollandais et avaient ainsi un point de départ, leur permettant d'avancer dans la connaissance de leur sujet, en allant de l'extérieur à l'intérieur.

A cette époque, dit Sougita, nous ne savions rien des mots auxi-
liaires, tels que : de, het als et welke, de sorte que lorsque nous les
trouvions réunis à des mots que nous connaissions déjà, nous ne pou-
vions comprendre le sens nouveau que ce rapprochement leur donnait.
Par exemple, une simple phrase comme celle-ci : « Le sourcil est cons-
titué par les poils qui poussent un peu au-dessus de l'œil », était pleine
de confusion pour nous, et, pour en pénétrer le sens, nous passions
quelquefois un long jour de printemps, même jusqu'à la nuit complète,
songeant et réfléchissant avec toute l'attention dont nous étions capables. Un jour, arrivés à un passage où il s'agissait du nez, nous vîmes
que le nez était la chose « verheven ». Nous rencontrions ce mot pour
la première fois dans notre livre, personne ne se le rappelait, et nous
n'avions pas de dictionnaire. En cherchant dans la liste des mots que
Riotakou avait recueillis à Nagasaki, nous trouvâmes deux acceptions
de ce mot : quand on coupe une branche à un arbre, l'emplacement est
« verheven » ; de plus, quand on balaie un jardin, et qu'on met le sable
en tas, celui-ci est dit « verheven ». Nous nous mîmes à réfléchir, sans
pouvoir saisir le lien qui unissait des choses aussi dissemblables. Tout
à coup, un éclair passa dans mon esprit ; j'ai trouvé ! m'écriai-je, et
j'expliquai à mes amis que, lorsqu'on a coupé une branche à un arbre,
il s'y forme une cicatrice, et que l'endroit devient proéminent ; que de
même, lorsque le sable a été accumulé en un tas, l'endroit devient
également proéminent. Mon explication parut tout à fait raisonnable,
et il fut décidé que le mot « verheven » serait traduit par le mot proéminent. J'avoue que j'éprouvai un sentiment de joie qui ne peut se dé-
crire ; j'étais aussi heureux que si l'on m'eût donné un château tout
plein de pierres précieuses. Ils se réunissaient ainsi deux fois par se-
maine, et, chose incroyable ! au bout d'une année, ils étaient parvenus
à traduire dix lignes d'impression par jour.

Ils s'étaient astreints à assister à toutes les exécutions où le criminel
était écorché, et, chez eux, ils disséquaient des animaux. Leur œuvre,
c'était leur vie ; ils faisaient des progrès rapides, les difficultés s'apla-
nissaient devant eux, et Sougita assure qu'après deux ou trois ans de
ce travail, si aride au début, ils attendaient leur jour de réunion,
comme un enfant attend un jour de fête. Katsouragawa et quelques
autres savants voulurent les aider, et enfin, au bout de quatre années
consacrées à ce seul travail, après avoir fait et refait leur manuscrit,
après l'avoir recopié jusqu'à onze fois, ils arrêtèrent leur texte et son-

gèrent à la publication. Publier un tel livre était dangereux ; Gotto avait vu le sien supprimé, d'autres auteurs avaient été emprisonnés, et cependant Sougita n'hésita pas ; bien plus, il en fit hommage au daïmio de Nakatsou, à plusieurs autres personnages de distinction, et même au shogoun, qui voulut voir l'auteur et honorer Sougita d'une audience, ce qui était alors une rare distinction pour un homme qui n'était pas noble.

On voit qu'il s'était produit dans les dernières années un changement notable dans les dispositions des grands du pays, et que, malgré toute la surveillance dont étaient entourés les Hollandais à Désima, quelque chose de la science européenne avait franchi les barrières impuissantes de leur prison, et ouvrait la vie aux idées du dehors.

M. K. Mitsoukouri a vu, chez un descendant de Riotakou Mayeda, le traité d'anatomie hollandais traduit par les trois amis. Ce livre, soigneusement enveloppé dans une étoffe de pourpre appelée foukousa, était conservé dans une boîte de bois de kiri. Il avait quatre pouces de large sur six de long, et deux pouces d'épaisseur. Il était jauni par le temps et ne lui parut pas, dit-il, valoir plus d'un quart de dollar. Nous avons vu que le daïmio de Nakatsou l'avait payé 200 rios, environ 1,000 fr.

J'ai eu le bonheur de contempler, chez mon savant et bien regretté ami, le professeur Geerts de Yokohama, la traduction japonaise de cet ouvrage, l'œuvre même de Sougita. C'est aujourd'hui une rareté bibliophilique d'une valeur inappréciable. Ce livre est richement relié en soie brodée, et les planches qui illustraient le traité hollandais ont été reproduites dans l'édition japonaise avec une fidélité étonnante et un art admirable. Le portrait de l'auteur, avec sa grande perruque et son costume, tel qu'on le portait au commencement du XVIIIe siècle, le frontispice représentant un amphithéâtre où l'on voit le professeur faire une démonstration anatomique aux étudiants groupés autour de lui, sont une copie si exacte de l'original que j'ai eu de la peine à me convaincre qu'on n'avait pas inséré là des gravures européennes. Ce n'est pas seulement une merveille artistique, c'est mieux encore, c'est une merveille de patience, d'intelligence et de courage. Ce n'est pas sans un sentiment d'émotion profonde que je feuilletais ce livre dont je me retraçai l'histoire, si saisissante et si dramatique. La science, qui n'a pas de patrie, puisqu'elle est la synthèse d'une multitude de travaux entrepris dans tous les temps et dans tous les lieux, doit recueillir dans ses annales, et inscrire à une place d'honneur, les noms de ces trois médecins illustres : Sougita Essai, Riotakou Mayeda, Nakagara Kiowan.

M. K. Mitsoukouri, attaché au ministère de l'instruction publique à Yedo, est un homme de progrès, connaissant et comprenant la civilisation moderne, accessible à toutes ces grandes idées scientifiques et libérales qui entraînent l'humanité vers cet idéal de perfection sociale, qui est la caractéristique de notre époque; aussi a-t-il été heureux et fier de faire connaître ce curieux épisode. En jetant un coup d'œil à deux ou trois cents ans en arrière dans notre histoire, dit-il, je ne trouve rien de plus beau que les efforts courageux qu'ont faits quelques hommes résolus pour essayer de pénétrer les mystères d'un langage inconnu, et de placer la science médicale de leur pays sur une base certaine. Hideyossi était un esprit brillant, mais sans principes, nous sommes obligés de le reconnaître. Iyegassou, le grand législateur, était habile, mais trop égoïste. L'acte héroïque des 47 ronins est admirable, mais nous sommes loin de désirer que cette tragédie se répète de nos jours. Cette longue période de paix, qui nous enorgueillit à juste titre, rappelle plutôt la stagnation d'un marais que la calme surface d'un lac limpide; mais quant aux hommes dont nous venons de parler, je ne puis que leur adresser des louanges du fond du cœur; ils firent ce à quoi tout noble esprit doit aspirer; par leurs efforts, ils apportèrent à leur pays un grand bienfait et travaillèrent en seule vue de l'intérêt général. Plus on appréciera au Japon les avantages de la civilisation européenne, et plus hautement justice leur sera rendue.

L'influence de ces trois hommes fut grande; l'étude du hollandais commença à se répandre, et, de tous les points du Japon, des élèves venaient prendre des leçons auprès d'eux. Les études étaient longues et difficiles, les livres rares. Les étudiants les copiaient et développaient une somme immense de patience et de travail. Ni les privations, ni les fatigues ne les rebutaient, et il est à désirer que quelques-uns de ces hommes qui vivent encore, et qui ont eu de si rudes débuts, songent à écrire leurs mémoires qui seront à la fois une page précieuse d'histoire, et un excitant pour le zèle des étudiants de nos jours.

Arrivés à cette époque, c'est Thunberg, médecin de la factorerie de Désima, comme Kæmpfer, qui va nous fournir des données nouvelles. Il arriva au Japon le 13 août 1775, pour en repartir le 3 décembre 1776, mais il profita activement de ce court espace de temps et écrivit

à son retour un récit de ses voyages dans lequel l'historien, le botaniste, le numismate, etc., trouvent également à glaner. Thunberg a
beaucoup vu et bien vu ; ses rapports avec les Japonais ont été fré-
quents et amicaux ; on sent qu'il aime ce peuple, et il excuse jusqu'à
un certain point la politique ombrageuse des shogouns à l'égard des
Hollandais. En lisant ce qu'il raconte de son arrivée à Nagasaki, on
peut se convaincre que rien des prescriptions rigoureuses édictées en
1638 n'était négligé en 1775 : mêmes précautions contre les personnes,
même rigueur pour le débarquement et la vente des marchandises,
même haine, toujours vivace, contre la religion catholique. La cérémonie du iéfoumi se pratiquait toujours, avec la même ponctualité,
dans le mois de février ; elle est assez curieuse à rappeler : le gouverneur de Nagasaki et les principales autorités parcourent tous les quar-
tiers de la ville, faisant une station dans chacun d'eux. Des plaques de
cuivre sur lesquelles sont gravées des figures représentant le Christ sur
la croix, la Vierge Marie et divers autres symboles de la religion catholique, sont posées à terre devant le gouverneur, qui fait procéder à l'appel nominatif de tous les habitants. Ceux-ci doivent venir et fouler aux
pieds les images de la secte abhorrée ; les petits enfants sont tenus sous
les bras et on les fait piétiner sur les plaques de cuivre. Personne ne
pouvait se soustraire à l'accomplissement de cette cérémonie, qui durait
quatre jours. Ensuite, on porte les plaques dans les environs, partout
où il y a eu des chrétiens autrefois : c'est ainsi qu'on éternise une haine
séculaire ! La chose s'est perpétuée jusqu'à nos jours, et il a fallu une
réclamation des puissances européennes, en 1872, pour la faire cesser
définitivement. Thunberg dément l'assertion de quelques écrivains qui
ont prétendu que les Hollandais étaient astreints à cette formalité : on
n'exige de nous, dit-il, rien qui puisse effaroucher la conscience la
plus timorée.

En lisant Thunberg, on s'aperçoit qu'il possédait en réalité plus de
liberté que n'en avait eu Kæmpfer, et que les services qu'avaient
rendus tous les médecins qui s'étaient succédé à Désima avaient été
appréciés par les Japonais qui eussent été certainement bienveillants,
si le Gouvernement n'avait pas persisté dans sa rigueur. Thunberg
avait la passion de la botanique, et avait déjà classé tous les échantillons de plantes qu'il avait pu se procurer par l'intermédiaire des interprètes, ainsi que ceux qu'il recherchait avec soin dans le fourrage
apporté du dehors pour les bœufs et les moutons que les navires hol-

landais amenaient à Désima ; il demanda un jour au gouverneur de
Nagasaki la permission d'aller faire des promenades botaniques dans
les environs, et d'explorer les montagnes qui entourent la rade. Il faisait valoir, en faveur de sa demande, un précédent : dans une épidé-
mie qui avait sévi à Nagasaki, quelques années auparavant, on s'était
trouvé dénué de médicaments, et un chirurgien hollandais avait été
autorisé à aller recueillir dans la campagne des plantes médicinales. Le
gouverneur examina la permission antérieurement accordée, mais,
remarquant qu'il s'agissait, dans ce cas, d'un chirurgien en second,
tandis que Thunberg était chirurgien en premier, il répondit que le
cas était différent et refusa l'autorisation demandée. Il fallut six mois
d'une correspondance, remplie d'arguties et de raisonnements subtils,
pour arriver à s'entendre. Thunberg eut enfin gain de cause, et il put
entreprendre ses excursions accompagné d'interprètes, de sous-inter-
prètes, d'officiers de différents grades et de porteurs. Il était ainsi surveillé de près, ce qui était gênant, et, qui plus est, très coûteux, parce
qu'il fallait rafraîchir cette nombreuse suite dans les tchayas ou maisons de thé qu'on rencontre à chaque pas ; la dépense se montait
quelquefois, dit-il, à 16 ou 18 rixdales.

Mais aussi il leur faisait bien gagner leur tasse de thé et leur fiole de
sakké, il avait de vrais jarrets de botaniste, n'attendait personne, esca-
ladait les montagnes et profitait, autant qu'il le pouvait, d'une permission si difficilement accordée et si chèrement vendue. Après tout,
il ne regrettait pas trop son argent ; il avait mis de côté 1,200 rixdales
qu'il avait consacrés à la satisfaction exclusive de sa passion favorite.
Il nous raconte comment il a gagné de l'argent au Japon, payé ses
dettes, car il ne voyageait pas pour changer d'air, et rapporté un petit
magot qui n'avait rien de chinois. La Compagnie permettait aux officiers qui se rendaient à Nagasaki, de faire une petite pacotille. Thunberg, sachant que les Japonais appréciaient beaucoup les cornes d'uni-
cornes (monodon, monocéros, cétacé), et qu'ils leur attribuaient des
vertus extraordinaires, telles que de prolonger la vie, de donner du ton
aux esprits vitaux, de renforcer la mémoire, d'être en un mot une pa-
nacée universelle, bonne dans toutes les maladies, et digne de rivaliser
avec le ginseng des Chinois, fit provision à Batavia de 37 catches
4 taëls 6 mas de cornes. Il en tira 5,071 taëls et 1 mas, c'est-à-dire
environ 35,000 fr., ce qui est une jolie somme, encore cette prétendue
drogue avait-elle baissé beaucoup de prix : la catche (5/4 de livre)

qui s'était vendue jusqu'à 100 kokans ou 30,000 fr. peu d'années avant, ne rapporta à Thunberg que 136 rixdales ou 550 fr. On peut avoir par là un aperçu de la façon dont le commerce se faisait à Désima. Thunberg regrette de n'avoir pu faire de contrebande, mais les Japonais avaient été trompés trop souvent, et les ruses les plus habiles étaient déjouées. Le vaste habit du capitaine rappelle un de ces tours assez amusants. Quand un navire hollandais arrivait autrefois à Nagasaki, on faisait l'inventaire de la cargaison, et personne ne descendait à terre sans être fouillé ; le capitaine seul était excepté par condescendance.

Or, les capitaines mettaient à profit cette faveur pour s'enrouler autour du corps des étoffes de soie en si grande quantité, qu'ils semblaient plus un ballot qu'un homme, et qu'il fallait deux matelots pour les soutenir et les aider à marcher. Chaque capitaine avait dans sa garde-robe un vêtement spécial, taillé sur un tonneau, qu'il tirait de son coffre en approchant de Désima. Les Japonais voyant tous les capitaines présenter ces proportions énormes, crurent longtemps que c'était une qualité requise dans leur pays pour commander les navires, mais, enfin, un gardien plus avisé se dit : Ce gros bloc hollandais ne me dit rien qui vaille, il épia un capitaine, découvrit la fraude et fit supprimer cette faveur qui, en effet, en était une très grande. Thunberg continua, comme ses prédécesseurs, à enseigner la médecine aux interprètes, et à soigner les malades de la ville qui venaient fréquemment le consulter. Parmi ces malades, il y en avait beaucoup atteints de syphilis, maladie qui était devenue très commune à cette époque. Kæmpfer n'en parle qu'une fois, à propos d'un cas curieux d'empoisonnement par le poisson vénéneux, le fougou. Un habitant de Nagasaki, porteur d'un ulcère syphilitique qui lui rongeait le nez, fut pris d'un embarras gastrique très prononcé, et son état lui inspira des idées si noires qu'il résolut de se suicider. Il acheta, dans ce but, quelques-uns de ces poissons, bien connus pour être mortels, les prépara, et en mangea autant qu'il le put; puis il se coucha, attendant sa fin prochaine. Or, il arriva qu'il survint des vomissements très violents, qu'il rejeta avec le poison toute la saburre qui l'incommodait si fort, et finalement guérit et de son catarrhe et de son ulcère.

Malheureusement c'est le seul cas de syphilis qu'ait jamais guéri le fougou, et d'ordinaire les malades se traitaient par les bains sulfureux et les décoctions sudorifiques, remèdes le plus souvent insuffisants. Plusieurs chirurgiens hollandais avaient employé le mercure en frictions, dans le but de déterminer la salivation, mais les Japonais n'avaient pas adopté cette méthode. Thunberg leur apprit l'usage de l'eau mercurielle (liqueur de Van Swieten) qu'ils reçurent, dit-il, avec enthousiasme et reconnaissance. Plusieurs interprètes se trouvèrent en état de l'administrer en 1775 et en 1776, et en se conformant à ses instructions, ils guérirent un grand nombre de vérolés dans la ville et les environs de Nagasaki. J'ai la douce satisfaction, dit-il encore, d'avoir sauvé la vie à une foule d'individus; il en est d'autant plus heureux qu'il croit réparer un dommage causé au peuple japonais par les Européens qui, d'après lui, ont été les introducteurs de la syphilis dans la contrée.

C'est en 1776 que Thunberg fit avec l'ambassade de Désima le voyage de Yedo. Les idées avaient marché depuis 1691 ; les audiences avec le shogoun avaient un tout autre caractère que celui qu'elles avaient autrefois, et Thunberg ne fut pas astreint à danser et à chanter pour distraire les Japonais; d'après ce qu'il raconte, il fut reçu avec honneur. Les interprètes, dit-il, avaient bien voulu prendre la peine d'emboucher pour moi la trompette de la renommée, de manière qu'une réputation supérieure à mes mérites m'avait devancé dans la capitale; tout le monde attendait avec impatience un docteur hollandais beaucoup plus savant que les chirurgiens ordinaires de la Compagnie qui sont, à la vérité, pour la plupart très ignorants. La brillante collection d'instruments de chirurgie que j'avais apportés de Paris et d'Amsterdam me donnait encore un nouveau relief à leurs yeux.

Dès son arrivée, Thunberg reçut la visite, en grande cérémonie, de cinq médecins et de deux astronomes qui avaient obtenu du Gouvernement la permission de communiquer librement avec les Hollandais. Les astronomes se nommaient Sakaki-Bousiou et Soubokava-Soulo ; ils firent de nombreuses questions sur les éclipses, Thunberg repondit comme il put, car il avoue qu'il n'était pas très familier avec la science astronomique, mais il se rattrapa avec les médecins dont deux parlaient un peu le hollandais.

Parmi les médecins japonais qui vinrent visiter fréquemment et même assidûment Thunberg, se trouvaient Okada-iosin, âgé de 70 ans, vieux médecin qui jouissait d'une réputation bien établie et qui prenait assez volontiers la parole au nom de ses collègues; après lui, Kourisouki-Dofa, puis Amano-Beosioun et Fakousmato-Dosin. Les entretiens se prolongeaient souvent très avant dans la nuit et roulaient sur les sujets les plus variés, mais ayant trait principalement à la chirurgie, tels que les cancers, les fractures, les épistaxis, les écrouelles, les abcès, le phimosis, les hémorrhoïdes, etc.

Katsagava-Fodjou, médecin ordinaire de l'empereur, portant bro- dées sur ses habits les armes impériales, plaisait beaucoup à Thunberg par son caractère aimable et enjoué; il venait souvent avec son ami Nagava-Sounnan, un peu plus âgé que lui et médecin d'un daïmio; ce dernier parlait passablement le hollandais. Tous avaient quelques no- tions d'histoire naturelle, de botanique, et écoutaient avec la plus grande attention les explications qui leur étaient données sur la méde- cine et la chirurgie.

Le shogoun Yebar, alors au pouvoir (1761-1791), favorisait les scien- ces et les arts. Il fonda, dit Metchnikoff, dans le quartier de Kanda à Yedo, une grande école de médecine connue sous le nom de Sei-ziou- kouan. Dès lors l'étude du hollandais put se faire au grand jour. Mayeda, à l'esprit actif et curieux, s'y était consacré entièrement et il voulait arriver à lire, quelque livre que ce fût, de façon à se familia- riser avec la civilisation européenne; il vivait retiré, tout entier à son travail et il avait trouvé heureusement dans le daïmio de Nakatsou, un homme qui savait l'apprécier et qui lui fournissait souvent l'argent nécessaire pour se procurer de nouveaux ouvrages. Il mourut à Yedo en 1802, âgé de 80 ans passés. Nakagara-Kiowan s'occupait particuliè- rement d'histoire naturelle. Il mourut en 1781 n'ayant pas tout à fait 50 ans, et peu de temps après avoir mené à bonne fin la célèbre traduction qu'il avait entreprise avec ses deux amis. Quant à Sougita, il s'adonnait exclusivement à la médecine et faisait tous ses efforts pour répandre le plus tôt possible la science européenne parmi les médecins de son pays. Il fut nommé chef des interprètes lors des difficultés qui surgirent entre la Russie et le Japon dans les premières années de notre siècle. Il composa, par ordre du Gouvernement, un abrégé de l'histoire et de la géographie de l'Europe et il publia pour son propre compte de nombreux ouvrages scientifiques traduits ou imités du hollandais. C'est probablement à lui, dit Metchnikoff, que l'on doit la vulgari- sation du système de Linné qui fut connu des Japonais bien avant l'arrivée de Von Siebold. Les médecins hollandais avaient introduit plusieurs livres de médecine et de botanique au Japon, et Thunberg cite les suivants : Johnston, *Historia naturalis;* Dodonée, *Historia herbarum ;* le *Gazophylacium,* de Woyt; la traduction hollandaise de l'ouvrage de Keister; les *Plantes,* de Munting, etc.

C'est par Nagasaki que pénétrait la science du dehors, aussi cette ville devint-elle bientôt un centre de lumières très fréquenté ; de leur côté, les Hollandais envoyèrent à Désima des médecins savants et dévoués comprenant bien quelle influence ils acquéraient ainsi en rendant au pays des services incontestables. C'est à l'école des Hollandais que se sont formés tous les hommes qui, dans ces dernières années, ont marqué dans l'histoire de leur pays. Otsouki, Ogata, Oudagawa qui sont bien connus, Foukougawa, le professeur et l'auteur, Terashima, le ministre distingué des affaires étrangères, Mourata, le ministre de la guerre pendant la révolution, Yanagawa, le fondateur du journalisme au Japon, et tant d'autres encore ont commencé par étudier sous la direction des Hollandais et ont puisé chez eux les idées nouvelles que, dans leur enthousiasme, ils ont mises résolûment en pratique dès qu'ils ont été au pouvoir.

En 1824, Von Siebold, médecin de la factorerie de Désima, fit venir du vaccin de Java et pratiqua les premières vaccinations au Japon. Il forma des élèves, tels que : Yoshiwo-Jowan, Ito Gembokou, Ito Keishe, Kono-Choyé, qui l'aidèrent à répandre le vaccin dans le pays ; mais, recueilli sans doute dans de mauvaises conditions, il finit par dégénérer, et peu d'années après le départ de Siebold, en 1828, la pratique de la vaccine était tombée en désuétude. Von Siebold s'est acquis, par ses travaux importants sur le Japon, une réputation universelle. Il fit ériger, dans le jardin botanique et la factorerie hollandaise de Désima, un monument en l'honneur de Kæmpfer et de Thunberg ; on y lit encore cette inscription :

E. KÆMPFER, C. P. THUNBERG.

Ecce virent vestræ hic plantæ, florentque quotannis cultorum
memores, serta feruntque pia.

Le Dr Mohnike voulut reprendre, en 1849, l'œuvre avortée de Siebold et demanda de nouveau à Java du vaccin qui lui fut envoyé par le médecin en chef de l'armée des Indes hollandaises. Les épidémies de petite vérole se succédaient fréquentes et terribles ; le gouverneur de Nagasaki comprit qu'il était de son devoir de ne mettre aucune opposition à la diffusion d'une pratique dont on avait pu déjà apprécier les effets salutaires. Mohnike put établir un service régulier de vaccination à l'hôpital de Nagasaki, et bientôt il fut à même de satisfaire à de nombreuses demandes et d'expédier du vaccin dans les provinces les plus éloignées. Il s'exprime ainsi dans son rapport officiel, adressé en 1849 au médecin en chef de Batavia : Je me rends maintenant régulièrement au bureau de vaccination de Nagasaki et j'y trouve chaque fois beaucoup d'enfants qu'on apporte de très loin et qui servent à répandre le vaccin dans l'intérieur du pays. Les médecins japonais qui viennent se familiariser avec la pratique de cette opération sont très nombreux. Le gouverneur japonais a chargé des officiers de surveiller et de faire marcher le service de la vaccine ; ils s'acquittent de leur tâche avec une grande ponctualité. Je puis dire que la vaccine est installée ici d'une façon qui ferait envie à bien des gouvernements européens. A mon prochain voyage à la cour, je tâcherai de vacciner à Yedo et à Kioto.

Mohnike resta au Japon jusqu'en 1852, et tant qu'il fut là, tout marcha à souhait ; mais, après son départ, la vaccination retomba dans les mains des médecins du pays, qui ne surent pas lui conserver son efficacité. Nagasaki et ses environs virent reparaître la variole ; les années 1854 et 1856 sont tristement célèbres à ce point de vue.

Cependant le Japon ne devait plus rester longtemps fermé. Les puissances civilisées voulaient pénétrer dans cet empire ; en 1846, le roi de Hollande écrivit une lettre à l'empereur pour lui demander la liberté du commerce ; il lui fut répondu qu'il était impossible de rien changer aux lois traditionnelles du pays ; en 1849, un bâtiment anglais arriva sur la rade de Yedo, mais on lui refusa toute communication avec la terre ; les Américains tentèrent l'aventure à leur tour et envoyèrent le commodore Parry avec quatre navires de guerre : deux frégates à vapeur et deux corvettes. La négociation, commencée en 1853, aboutit heureusement l'année suivante, et les ports de Simoda et de Hakodate furent ouverts au commerce européen. La Russie, la Hollande, l'Angleterre furent admises à jouir des mêmes franchises dans le courant de 1854 : l'ère nouvelle commençait.

Les médecins profitèrent immédiatement de la situation ; ils demandèrent au shogoun l'établissement à Nagasaki d'une école de médecine où seraient enseignées es doctrines médicales européennes. Cette demande hardie finit par s'imposer en quelque sorte, et le shogoun s'adressa au gouvernement hollandais pour qu'il mît à sa disposition un médecin capable d'organiser l'enseignement réclamé avec tant d'instance. Ce fut le Dr Pompe Van Meerderwort qui fut désigné et qui, le premier, en 1857, inaugura un cours officiel de médecine européenne au Japon. De 1857 à 1862, il dirigea l'école de Nagasaki vers laquelle affluaient de nombreux étudiants; parmi ses auditeurs, il avait non seulement des jeunes gens, mais encore des médecins d'un âge mûr qui venaient là refaire leur instruction. Le médecin japonais Matsoumoto-Riyojoun secondait le Dr Pompe dans son service d'hôpital. En janvier 1858, le bureau de vaccination, qui avait déjà fonctionné deux fois avec un succès éphémère, fut rétabli de nouveau. Mais alors le service fut définitivement fondé, car il avait l'attache officielle, et les parents ayant été invités à faire vacciner leurs enfants, on vit, dès 1859, la population se rendre spontanément aux séances hebdomadaires du bureau. De Nagasaki, les enfants transportaient le vaccin dans les provinces environnantes où les médecins instruits à l'école hollandaise le propageaient autour d'eux. En 1860, le daïmio de Satsouma ordonna que dans ses États tous les enfants fussent vaccinés avant l'âge de deux ans. Aujourd'hui la vaccination est aussi répandue au Japon que dans n'importe quel État de l'Europe.

Le Dr Pompe se dévoua tout entier à son enseignement, mais il lui manquait une chose indispensable : c'étaient des cadavres pour faire des exercices pratiques d'anatomie et de médecine opératoire. Les élèves n'avaient à leur disposition que des planches d'anatomie ; le professeur jugea qu'on s'en tenait à un système imparfait qui ne ferait que des élèves médiocres, et il adressa en conséquence au gouverneur de Nagasaki une demande dans le but d'obtenir la permission de disséquer le corps d'un criminel. Le gouverneur avait consulté la cour de Yedo, et l'autorisation finit par être accordée le 3 septembre 1858.

Pompe a raconté, comme il suit, les détails de cette première dissection dans un article communiqué à la Société asiatique de Shang-Haï en 1860 : « Le 8 septembre, j'appris que le lendemain il y aurait une exécution, et que je pourrais disposer du cadavre du supplicié comme il me plairait. Les élèves qui vinrent m'apporter cette nouvelle étaient enchantés, mais ils me prièrent de tenir la chose secrète, de peur que le peuple ignorant n'essayât d'empêcher ce qu'il regardait comme une profanation, ou, tout au moins, n'opposât quelque difficulté. N'ayant eu connaissance de l'exécution que la veille, il me fut impossible de faire construire un amphithéâtre convenable, et je dus me contenter d'un abri provisoire, d'autant plus que le gouverneur m'avait spécifié qu'il ne pouvait me permettre d'établir une construction permanente affectée à l'usage de la dissection et m'avait prévenu, au contraire, que le bâtiment serait démoli et enlevé immédiatement après avoir servi à nos études. L'endroit choisi pour établir notre salle fut un rocher très élevé, situé sur le bord de la mer à gauche en entrant dans la rade ; il tombait à pic du côté de l'eau et l'accès par terre, déjà très difficile, était gardé par des sentinelles qui ne permettaient de passer qu'aux personnes munies d'une carte d'admission.

« L'exécution se fit dans la cour de la prison, de sorte qu'elle ne fut pas connue dans le public, et le corps put être transporté sans attirer l'attention. De nombreuses demandes m'avaient été adressées, même par des personnes n'appartenant pas à la médecine, pour obtenir la permission d'assister à la dissection. Elles désiraient, disaient-elles, acquérir une idée exacte de la construction du corps humain ; mais, quelque louable que pût être cette curiosité, je pensai qu'il valait mieux ne pas autoriser leur présence pour cette première fois et je n'acceptai que les médecins, à l'exception cependant d'un fabricant d'instruments de chirurgie, très désireux de connaître l'usage des instruments qu'il faisait et la raison des formes spéciales qu'on leur imposait.

« Le 9 septembre 1858, à huit heures du matin, je commençai ma démonstration devant un auditoire de 45 personnes, comprenant 21 de mes élèves et 24 médecins de Nagasaki et des environs. Je recommandai tout d'abord le plus grand sérieux et la tenue la plus convenable ; je leur rappelai que ce cadavre devait être seulement le sujet d'un examen scientifique, et que toute remarque plaisante, toute observation déplacée, dans un pareil moment, serait honteuse de la part d'un homme, quel qu'il fût, et bien plus encore si elle sortait de la bouche d'un médecin. Je dois dire que cet avertissement fut écouté et que, pendant tout le cours de la dissection, je n'eus à relever aucun fait malséant. L'exécution avait été faite de main de maître ; la netteté de la coupe montrait évidemment que la tête avait été enlevée d'un seul coup ; la sixième vertèbre cervicale était coupée en travers. D'abord j'ouvris les cavités thoracique et abdominale, et je montrai la position normale et les rapports des différents viscères, ainsi que la disposition des plèvres et du péritoine. Puis je sortis les poumons, le cœur, l'estomac, le foie, etc., et je leur expliquai la structure de chaque organe en particulier. Ces organes étaient sains, de sorte qu'ils me fournirent d'excellents exemples pour ma démonstration ; la rate seule était considérablement hypertrophiée, et c'est une lésion qu'on observe sou-

vent à Nagasaki, où règne la fièvre paludéenne. Passant ensuite à la
dissection, je leur donnai les règles générales les plus nécessaires pour
bien exécuter une préparation anatomique et je préparai devant eux
un bras. J'invitai mes élèves à préparer de même le membre de l'autre
côté, ce qu'ils firent avec une habileté véritablement étonnante, si l'on
considère que c'était la première fois qu'ils se livraient à un semblable
exercice; un seul d'entre eux avait assisté à une dissection à Yedo.
J'avais apporté les planches anatomiques de Weber, pour que les élèves
eussent un guide en même temps qu'une confirmation pour leurs études. Ils travaillèrent ainsi avec ardeur jusqu'à ce que la nuit vînt les
forcer de s'interrompre.

« Cette séance avait duré onze heures, avec une seule interruption
d'un quart d'heure pour prendre un léger repas. Je demandai à garder
le corps un jour de plus ; cela fut très difficile à obtenir, car les déca-
pités doivent être enterrés le jour de l'exécution ; mais mes élèves
allèrent trouver le gouverneur et plaidèrent si bien leur cause que je
fus autorisé à garder le cadavre jusqu'à la nuit du 10. Le lendemain,
je leur donnai une idée exacte du canal inguinal, puis je pratiquai les
opérations chirurgicales classiques telles que : ligature de la fémorale,
de la poplitée, désarticulation et amputation du pied, de la jambe,
de la cuisse, etc. Dans ces diverses opérations, j'assignais une place à
chacun de mes aides, auxquels j'expliquai leurs rôles. J'avais opéré sur
le membre inférieur gauche, les élèves pratiquèrent les mêmes opérations à droite ; de cette façon, le cadavre fut utilisé autant que possible
et les assistants restèrent convaincus de la nécessité des exercices pratiques d'anatomie et de chirurgie ; je fus tout à fait satisfait de leur
application. Le temps qui m'était accordé ne me permettant pas de
préparer et de démontrer le cerveau, les yeux, les oreilles et les testi-
cules, je plaçai ces différentes parties dans l'alcool, et je les emportai
sans aucune difficulté à l'hôpital où ils firent le sujet de nouveaux
cours. Dans le squelette, je constatai une conformation spéciale du bassin qui avait été signalée déjà par Von Siebold : l'angle sacro-vertébral
était très proéminent, de sorte que le diamètre antéro-postérieur du
bassin, allant de cet angle à la symphyse pubienne était plus court
qu'il ne l'est en général ; la concavité du sacrum était très prononcée
et le coccyx continuait cette direction en avant de l'extrémité infé-
rieure de la colonne vertébrale.

« Le 10 septembre, à six heures du soir, le corps nous fut enlevé et porté à l'endroit, situé en dehors de Nagasaki, où on a l'habitude de brûler les corps. C'est une coutume chez une certaine secte religieuse appelée icos ou montos. Le corps est placé sur une grande quantité de bois enflammé : les parties molles sont consumées, puis on recueille les os qu'on enferme dans un pot en pierre, et ce pot est placé dans une boîte en bois que l'on enterre. Pendant la durée de ces différentes opérations, quelques prêtres prient pour l'âme du défunt. Ces cérémonies religieuses sont refusées aux criminels; on les regarde comme indignes de ces honneurs, et généralement leur corps est enterré, quelques heures après l'exécution, dans un cimetière distant d'une heure de Nagasaki et qui leur est exclusivement réservé. Les Japonais croient que l'âme d'un criminel troublerait celle des honnêtes gens si elle n'en était éloignée à une distance suffisante.

« Dans le cas actuel, les autorités de Nagasaki agirent de la façon la plus politique et la plus intelligente. Pour détruire, autant que possible, les idées superstitieuses que le peuple nourrissait contre la dissection, les autorités répandirent partout le bruit que j'avais ouvert le cadavre de ce criminel, parce que le choléra-morbus avait visité Nagasaki pendant les dernières années et fait beaucoup de victimes dans la population. Je pensai, disaient-elles, que le corps des Japonais devait présenter quelque particularité prédisposant à cette maladie et j'avais voulu m'en assurer, afin d'être capable de prescrire de meilleurs remèdes si le fléau venait à apparaître de nouveau. Cette histoire, fort ingénieuse, satisfit le plus grand nombre. En outre, le gouverneur fit savoir que l'emploi du corps de ce criminel à un objet utile à l'avancement de la science et, par conséquent, profitable à tout le monde, constituait pour lui un sacrifice expiatoire pour tous ses crimes ; qu'en conséquence, il devait jouir des droits accordés à tous les hommes purs, c'est-à-dire être accompagné par le prêtre et entrer dans le cimetière japonais sacré ; enfin, qu'une tombe lui serait élevée aux frais du Gouvernement. La population tout entière approuva cette mesure et je n'ai jamais rien entendu dire contre la dissection, qui était cependant si fort en dehors des habitudes de ce peuple. »

Le 7 novembre 1859, Pompe peut encore disséquer le corps d'un criminel exécuté pour récidive de vol. Il répéta, en les complétant, les mêmes exercices anatomiques que sur le premier. Cette fois, il y avait plus de 60 spectateurs, et parmi eux se trouvait une sage-femme qui assista à toutes ces opérations, qui disséqua et fit preuve

de beaucoup d'intelligence et d'instruction. Ce second sujet fut enterré
dans le cimetière des criminels, mais le Gouvernement lui accorda
un service religieux et lui fit construire un tombeau en pierre.

Il n'y eut plus, dans l'avenir, de difficultés à ce sujet.

L'école de Nagasaki continua à être brillante, pendant quelques
années, sous la direction des docteurs Bauduin, van Mansvelt, van
Leeuwen, van Diuvembode, etc., mais la révolution de 1868 ayant
changé complètement la face du pays et le Gouvernement voulant
mettre le Japon sur le pied européen, on fit venir des médecins de
diverses nationalités et on les répartit dans les hôpitaux de Kobé,
Niigata, Yedo, Yokohama, où ils furent chargés de traiter les malades
et d'enseigner la médecine.

Le Dr Vidal, dans une série d'articles remarquables publiés dans
l'*Union médicale* (1877), raconte comment il enseigna la médecine
à l'hôpital de Niigata pendant les années 1873 et 1874. « Dès mon en-
trée en fonctions, dit-il, il me fut signifié que, bien que tout fût à
créer et à organiser, je n'aurais à m'occuper en rien d'installation, de
personnel, de matériel, etc., attendu qu'il m'était adjoint cinq médecins japonais, venus directement de Nagasaki, où ils étaient, me
dit-on, passés maîtres en leur art, en vertu des leçons qu'ils avaient
reçues des médecins hollandais. Mon service devait consister en trois
heures de clinique ou consultation et en deux heures de leçon par
jour, excepté le dimanche et les jours fériés du calendrier japonais.
Les leçons devaient porter sur les matières qui me seraient demandées
par les médecins japonais, à l'usage d'une trentaine d'élèves. Il résul-
tait de cet arrangement que je n'avais mes coudées franches que pour
le traitement des maladies, mais que la direction des études n'était
pas de mon ressort. Connaissant la manie vaniteuse qu'ont les Japonais de se faire et d'imposer des programmes à tort et à travers, je
m'attendais bien à ce qu'ils allaient s'écarter de mes intentions, qui
étaient de commencer par le commencement, c'est-à-dire par les
sciences dites accessoires et par l'anatomie, si faire se pouvait. Mais
j'avoue que je fus réellement surpris quand ils me demandèrent de
commencer un cours de physiologie. Selon leur habitude en toutes
choses, ils aimaient mieux commencer par la fin, sous prétexte d'arriver plus vite au but. C'eût été peine perdue que d'essayer de leur
démontrer la grande absurdité de leur demande, en leur exposant
que les élèves n'étaient pas en état de comprendre quelque chose

à un cours de physiologie, alors qu'ils n'avaient aucune instruction première, ni aucune teinture des sciences physiques et naturelles, ni d'anatomie. Je fus donc obligé de commencer ce qu'il plaisait aux Japonais d'appeler un cours de physiologie, sans autre ressource qu'un squelette, un atlas d'anatomie allemand et un tableau noir. Un interprète, aussi ignorant que les élèves, était censé leur traduire mes explications, dont il ne comprenait pas lui-même un traître mot. Après quatre mois de cet exercice aussi inutile que ridicule, mes Japonais comprirent probablement d'eux-mêmes l'inanité de leur prétention à comprendre quelque chose à la physiologie et ils s'avisèrent alors de me demander de faire, alternativement, des leçons de physique et de chimie. »

Le Dʳ Vidal n'obtint pas de meilleurs résultats dans l'enseignement de ces sciences ; il n'avait à sa disposition ni laboratoire ni instruments. Les élèves n'assistaient jamais aux consultations, ni à la visite des malades ; seulement, sans doute pour satisfaire leur curiosité, on leur permit d'assister à trois ou quatre opérations qu'on jugeait intéressantes, telles que : extirpation de tumeur du sein, section du tendon d'Achille, opération de cataracte, etc.; de la dissection, il n'en fut plus question.

On apporta, une fois, le cadavre d'un supplicié par décapitation et on lui demanda de faire quelques démonstrations de médecine opératoire.

Dégoûté d'enseigner dans ces conditions étroites et convaincu qu'il ne pourrait jamais avoir la satisfaction de faire de bons élèves, le Dʳ Vidal se retira et fut remplacé par un médecin hollandais, qui lui assurait, l'année suivante, que rien n'avait été changé au programme précédent et que le résultat qu'il avait obtenu ne valait pas mieux que le sien.

Ce système d'enseignement, défectueux de tout point, continue encore de fonctionner dans les provinces ; mais dans la capitale, à Yedo, on créa une école de médecine qui date de 1871, mais qui n'a été définitivement installée qu'en 1877. On pourrait croire que ce sont des médecins hollandais qui sont à la tête de cette école, ou plutôt de cette Faculté de médecine ; ils ont rendu assez de services, montré assez de dévoûment pour qu'on leur doive un peu de reconnaissance : il n'en est rien, ce sont des Allemands qui professent à Yedo. Cette ingratitude m'est pénible à constater ; les médecins hollandais ont préparé de longue main la rénovation du Japon et, pour mille raisons, les Japonais auraient dû conserver et entourer de respect leurs vieux professeurs qu'ils avaient si longtemps maltraités, au temps où ils s'obstinaient à ne pas vouloir comprendre les avantages qu'ils pouvaient recueillir de leurs patientes leçons.

Aujourd'hui, la médecine et les autres sciences sont enseignées au Japon comme en Europe, et une réglementation très complète s'applique à toutes les matières concernant la santé publique. Nous pourrons juger, dans quelques années, du résultat acquis qui, déjà, paraît très satisfaisant.

Nous arrêterons ici cet aperçu historique, bien incomplet, et nous souhaiterons la traduction prochaine de l'ouvrage de Ot-Souki Shiouzi, intitulé : *Histoire de l'étude des sciences occidentales au Japon*, imprimé à Yedo en 1878.

Le Dr Geerts, de Yokohama, avait l'intention d'écrire cette histoire, il avait déjà amassé des matériaux nombreux et précieux ; nul, du reste, n'était mieux préparé que lui pour cette tâche difficile, en raison de sa connaissance approfondie de la langue japonaise. La mort aveugle l'a enlevé à la fleur de l'âge : la science le regrette, ses amis le pleurent !

Nancy. — Imprimerie Berger-Levrault et Cⁱᵉ.

256

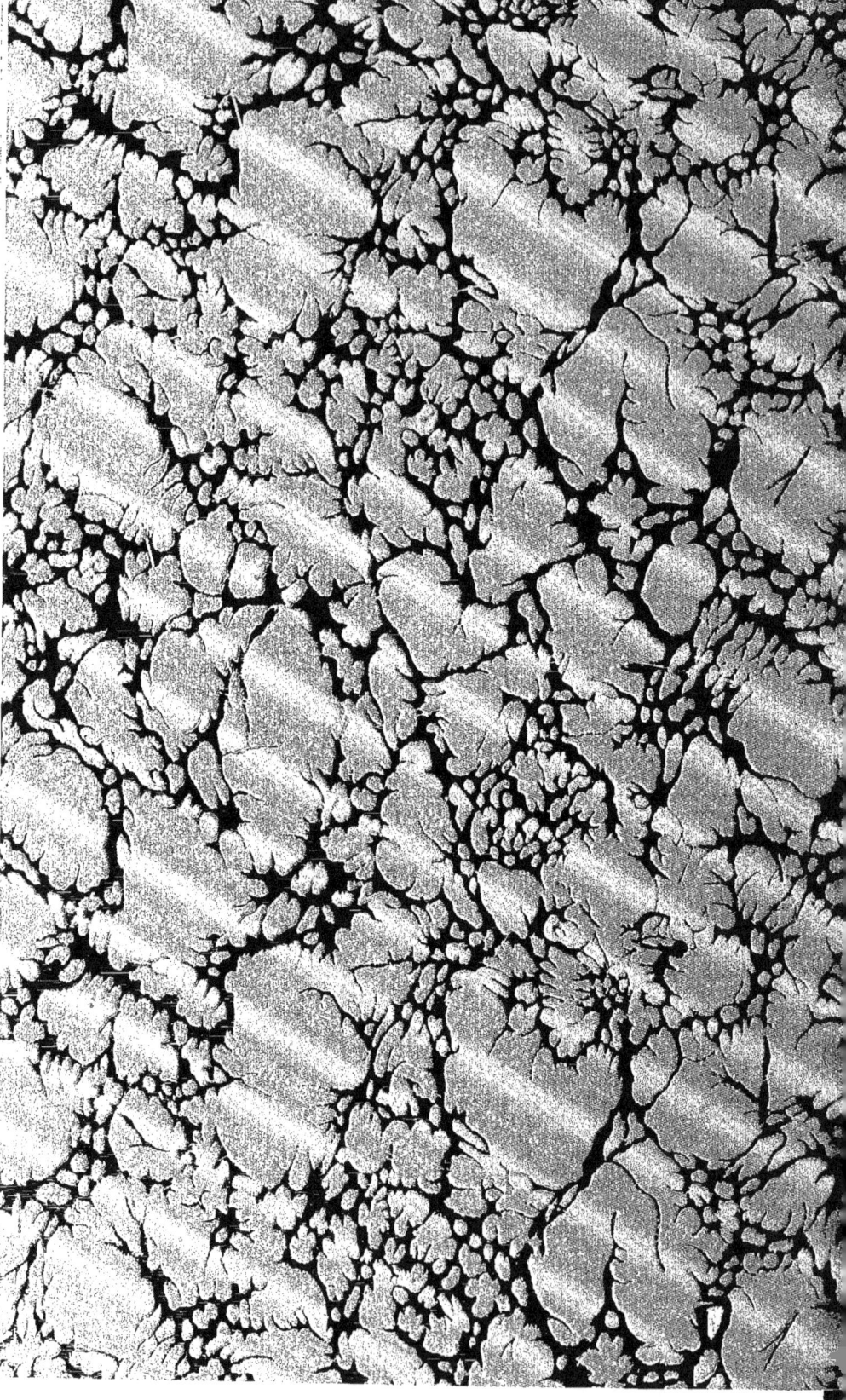

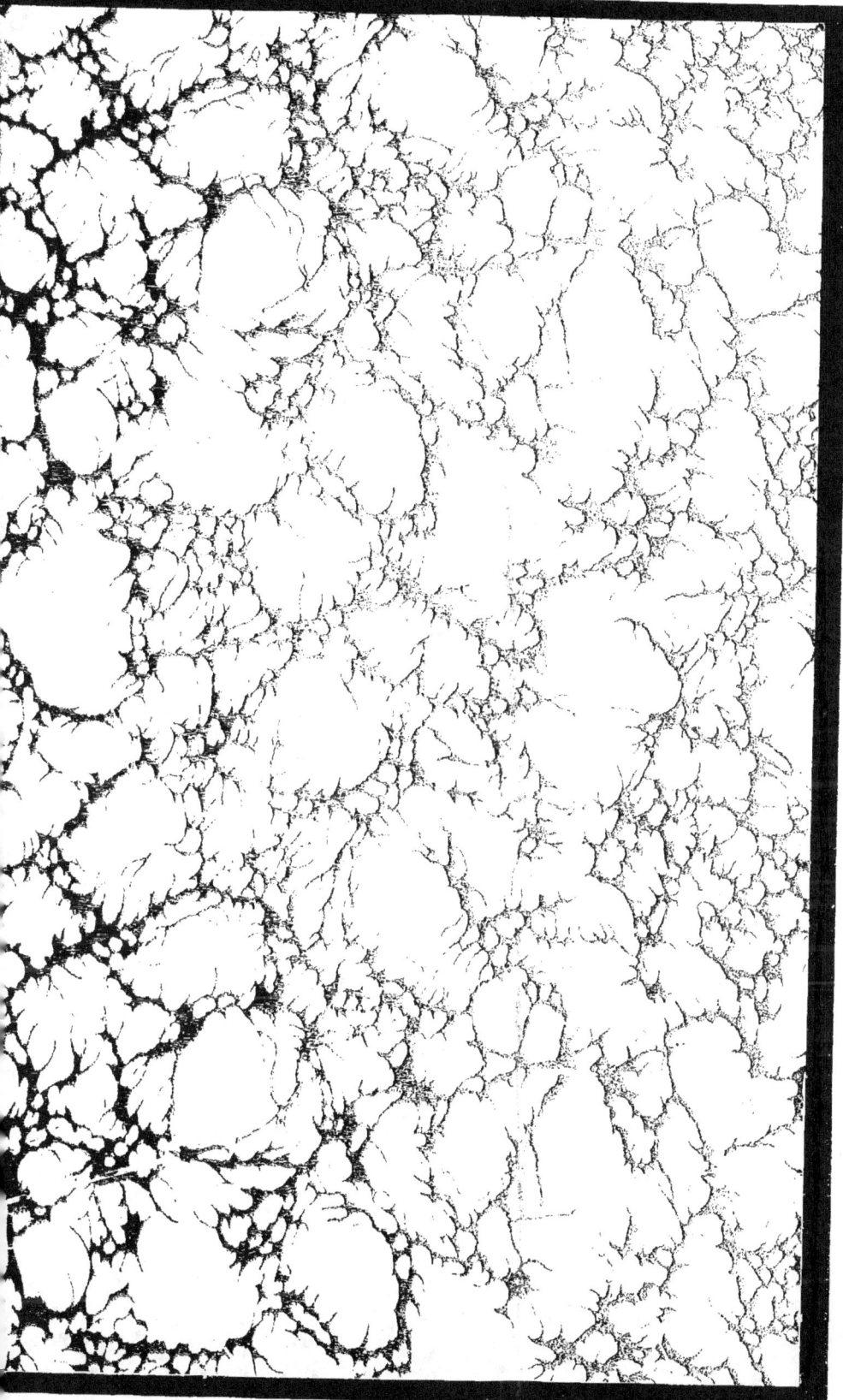

www.ingramcontent.com/pod-product-compliance
Lightning Source LLC
Chambersburg PA
CBHW060805180626
46818CB00002B/703